眼科探骊

·第2版·

张望之 著

吕海江 黎子正 整理

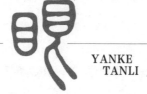

YANKE
TANLI

U0222190

河南科学技术出版社

·郑州·

内容提要

这是一本中医眼科学专著，内容分上篇、下篇和附篇。上篇总论，概述了眼的生理、眼病的病因病理、诊法治则和预防；下篇各论，论证了七十余种眼科常见病的诊治；附篇分别介绍了妇科眼病、小儿目疾和眼科杂症的治则、疗法，并附有常用方药。内容丰富，篇幅简短，文字浅显。

图书在版编目（CIP）数据

眼科探骊／张望之著. — 2版.— 郑州：河南科学技术出版社，2019.10
（2023.3重印）
ISBN 978-7-5349-9674-0

Ⅰ．①眼… Ⅱ．①张… Ⅲ．①中医五官科学－眼科学 Ⅳ．①R276.7

中国版本图书馆CIP数据核字（2019）第181331号

出版发行　河南科学技术出版社
　　　　　地址：郑州市郑东新区祥盛街 27 号　　邮编：450016
　　　　　电话：（0371）65788613　65788629
　　　　　网址：www.hnstp.cn
策划编辑　邓　为
责任编辑　崔春娟
责任校对　董静云
封面设计　中文天地
责任印制　朱　飞
印　　刷　三河市同力彩印有限公司
经　　销　全国新华书店
开　　本　720 mm×1020 mm　1/16　印张：10.75　字数：160 千字
版　　次　2023 年 3 月第 3 次印刷
定　　价　98.00 元

如发现印、装质量问题，影响阅读，请与出版社联系并调换。

序

已故张望之教授，是我在河南中医学院（现更名为河南中医药大学）学习时的授课老师。他诲人不倦，循循善诱，品德高尚，医术精湛，面容慈祥，我至今记忆犹新。他尤精于中医眼科，对眼病治疗有独到经验。由他关门弟子吕海江教授整理出版的《眼科探骊》至今已有36年了，当时（指该书1982年出版时。——编者注）张望之老师尚健在。

本书有三个特点：一是提纲挈领，把眼科五轮归统于五个代表方，在此基础上辨证施治。二是在学术上倡导"开郁导滞"之论，因为多数医者认为眼病多为肝肾不足而施以补法。三是自行创制了"针刺内上迎香穴"以治疗眼科外障实证、热证，临床上效果很好。总而言之，本书很有中医特色，突出中医思维，是难得之书。因此，出版后深受中医眼科界的欢迎，故此再次出版以满足他们的要求。

海江教授既是他得意的关门弟子，又深得他的眼科秘传，并经过长期临床实践，有很多的心悟，故在本书再版时，有很多补充，大大丰富了本书的内容，弥足珍贵。

虽然现代医学对眼科有很多治疗手段，比较先进，但绝不能代替中医眼科的治疗方法，若能汇合两者之长，对眼科病人幸福是大大的。欣喜海江教授对中医眼科有许多新的创见，并将有著作问世，对张望之老师的在天之灵也是一种很好的慰藉。张望之老师虽仙逝多年，但遗作尚在，继续为人民服务。当本书再版之际，心潮澎湃，难以平静，遂掩泪为之写序。

最后奉诗一首：

眼科之宝曰探骊，张氏遗书太伟奇。

欣有海江成大业，承前启后创新知。

河南中医药大学第三附属医院　张磊　时年九十岁

（国医大师，河南中医药大学教授）

2018年12月

序

本书作者张望之副教授，现任河南中医学院眼喉科教研室主任、中医眼科主任医师，为河南省名老中医之一。在学院先后主讲《伤寒论》和《中医眼科》等课程，积五十年的医疗和多年的教学实践，讲课深入浅出，重点突出；医疗善抓主证，用药精练，效果卓著。对祖国医学造诣较深，并有独到见解。

张老治学严谨，对己"学而不厌"，"锲而不舍"；对学生"诲人不倦"，严格要求；医疗工作，认真负责，一丝不苟；临床诊断，重视辨证，遵法依方，知常达变，并能寻找规律，不断总结经验。在眼科创制五轮主方，按病化裁，统治五轮病证。定黄睛之名于内障，创针刺内上迎香穴之手法，推陈出新，在中医眼科独具一格。

张老师不顾年逾古稀之高龄，用诊余之机，将平生医疗有效之经验，汇集成《眼科探骊》一书，内容精彩扼要，醒豁透辟，理、法、方、药均能申以卓见，参以名言，读之深有"冗繁削尽留清瘦，画到生时是熟时"之感。故喜而为之序。

李振华

（首届国医大师，河南中医学院原院长）

1981年12月

前言

自古中医有"医门十三科，唯眼科最难"之论，《内经》曰"天有日月，人有两目"，是言天之最尊者，为日月；人之最宝者，为眼睛。

凡是眼病患者，将自己的"日月"交付给一个眼科医生，那这位医者，必须是神合大道，心怀至德，手握天机绝技之人，方能肩负起拯救人体"日月"的天大的责任。

上世纪河南中医眼科泰斗张望之先生，正是这样一位极受广大眼病患者尊敬的中医大师。以至于到今日，各种有关张望之老师治病救人的奇闻轶事，不绝于耳。

白驹过隙，日月如梭，转眼我们的恩师张望之先生已离开我们三十余年了。由我们两人执笔协助整理恩师的临床经验《眼科探骊》一书于1982年出版，至今已过去了近四十年。是书因内容精练，阐述简明扼要，切合临床实际，方药简便实用，效果显著，深受广大读者尤其是中医眼科习者的喜爱。然该书早已售罄，数十年来，不少眼科医务工作者及眼病患者来函来电求本书一阅而不得。今为满足广大读者之要求，我们与河南科学技术出版社商议，决定对原书稍加修订后予以再版，以飨读者。

此次修订，针对原版中个别不当疏漏，从语言文字到内容编写，都进行了修补订正，同时也适当增添了一些内容，如由先生嫡孙张瑞彤主任中医师整理的医家小传及学术思想和编写者的纪念先生的追忆文章。

本书再版之际，得到了我们尊敬的授课老师、国医大师、原河南省卫生厅副厅长张磊教授的支持，专门为此书出版书写了序文，在此表示衷心的感谢。本书初版时，由李振华院长作序，今次再版，由张磊教授书序，两位国医大师推荐，加之张师望之先生于眼科的一生经验和开创性贡献，对中医眼科的发展进步，当不无裨益。

本书的修订再版，得到了河南科学技术出版社范广红、邓为等编辑的大力支持，在此一并表示谢忱。由于笔者才学疏浅，整理和编写本书，可能挂一漏万，还请读者和同道不吝指正，以便重印和再版时修正，使本书更臻完善。

整理者：吕海江　黎子正

2019年5月

第1版

前言

祖国的眼科学，自唐代《龙木论》始，至明代《审视瑶函》等书问世后，已初步形成完整的理论体系。但是，由于长期处于封建制度的束缚，进展相当迟缓，某些地方甚至杂有唯心主义的成分，使后学者难得要旨，不便应用。

在党的中医政策鼓舞下，吾在工作之余，遵周《易》"易则易知，简则易从"之说，历四十余年，结合临证，悉心钻研，将点滴心得，汇集成《眼科探骊》一书，阐明五轮之主证，每轮拟定一主方（不包括其他眼病），俾读者执简驭繁，提纲识领，不致无轨可循。力图简而明，约而精，读之懂，用之效。以冀对祖国医学和人民健康事业作以微薄贡献。

然，是书究属一管之见，不当之处，恳请指正。

本书在编写过程中，承蒙院领导大力支持，及吕海江、黎子正二同志积极协助；成稿之后，复承李振华副院长、赵清理副教授、吕靖中副主任审阅核定，值此一并致谢。

河南中医学院　张望之

一九八一年十二月

张望之小传

生平简介

张望之（1905—1985），男，汉族，主任医师，河南中医学院首批教授、硕士生导师。生于河南省清丰县张林子村。自幼读书，喜好医学。1923年考入直隶省立第七师范学校，毕业后返乡任教。未几弃教习医，拜濮县（现濮阳市范县）名医赵化龙为师。抗日战争时期，积极投身救亡运动，曾任清丰县抗日民主政府司法科代理科长。1952年参加联合诊所，任元塔二区卫生协会主任。1955年赴开封深造，毕业后分到郑

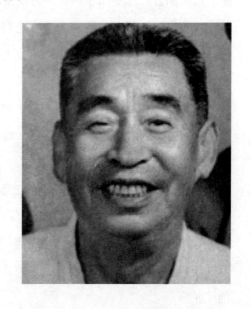

州市纺织管理局医院工作。1958年河南中医学院建立，选调河南中医学院，首任伤寒温病教研室主任。1961—1981年又任眼喉科教研室主任兼附属医院眼科主任。张老在中医眼科辨证论治中首先提出了"眼病多郁"的论点，累积数十年的临床经验首创"五轮主方"和"针刺内迎香穴治疗眼科病症之手法"，撰写了

《眼科探骊》一书，由河南科学技术出版社于1982年出版发行。

主要学术思想

张老从医近60年，医疗经验丰富，临床重视辨病辨证相结合，用药精练。在繁多的眼病中，探究其规律，知常达变，创制出了五轮主方。根据眼病病理机制的常规变化，提出了眼病多郁学说，所以在治疗上，善于以攻为守。外障多外邪郁结，邪去则眼安；内障多经络气血之郁，经络气血通畅则目明。

一、创制五轮主方的指导思想

眼通五脏，气灌五轮，《审视瑶函》指出："夫目之有轮，各应乎脏，脏有所病，必现于轮，势必然也。"轮之有症，属脏之不平。治病必求之于本，轮为标，脏为本，但眼轮病名繁多，初学者辨证无所适从，所以张老用以本（脏）定轮，以轮制方，总结出了一轮一方辨证治法，达到了以简驭繁的目的。

肉轮属脾（胃），脾胃为仓廪之官，后天之源，脾胃和则目系得养，邪不得侵。否则脏腑之气失调，湿热内蕴，上攻于目，而生胞睑之疾。所以自制肉轮主方以祛邪理脾为主，可统治肉轮病。

血轮属心（小肠）经，心主火、主血，心气和、心血宁则两眦无病，否则心火胜则上炎，血脉逆乱、经络不畅，郁于眦部而成血轮之疾。自制血轮主方可以清心降火、活络宁血而统治血轮病。

气轮属肺（大肠）经，肺主气之升降，若治节失常，外邪侵袭易犯肺，则病生于气轮。自制气轮主方可理肺祛邪以复其治节，可统治气轮病。

风轮属肝（胆）经，肝胆主疏泄、寄相火，若肝胆失于疏泄，外邪侵袭，火邪蚀于风轮而成翳疮。自制风轮主方加减，可解毒活血生肌以防变症蜂起，可统治风轮病。

水轮属肾经，肾为先天之本，平衡阴阳，协调五脏。若脏腑失调，经络气血不畅，郁于水轮而成内障病症，故多郁，或郁而兼虚，而不能单单责之于肾虚。内障症治则就是开郁导滞，疏通经络气血以达到治病的目的，多数水轮病均可治之。

二、眼病多郁学说的理论基础

眼病的病因病机，首先是外障病多因时邪外感，侵入人体造成一系列机体变化，循经郁结于目而成眼疾；内障病多因脏腑经络失调，气血阴阳不相顺接，而致目络不畅终成眼疾。

《内经》有"五郁"之说，"郁极乃发，待时而作也"。土郁，运气多湿，湿性重浊黏滞，病于目而成湿邪之症；金郁，运气偏燥，燥伤津液，病于目而成津亏阴伤之症；水郁，运气阳气不充，"阴气暴举"，病于目而成阳虚水泛之症；木郁，运气多风，风邪为百病之长，善挟它邪，病于目而成风热（毒）、风湿、风寒等症；火郁，运气多炎热，炎上，伤阴动血，病于目则成热毒，血脉逆乱、血脉妄行等症。

"五脏六腑之精气，皆上注于目"，脏腑失调、气血不和、目络不畅则成目病。朱丹溪有"气血冲和万病不生，一有怫郁，诸病生焉"。肝失疏泄则郁；心血（阴）、心神失和则心郁；脾胃失调则中焦郁；肺失清肃、失治节则上焦郁；肾失阴阳平衡则下焦郁，均可及于目而成眼疾。

三、治眼疾多宜开郁散结、导滞

眼病之治，首先分清外障、内障，外障多"六淫"之郁，以解外邪为主；内障多内伤之郁，以调理脏腑、气血、经络、阴阳之郁为要。但不论内障、外障均当结合眼之局部与整体，在五轮学说的理论指导下，进行辨病辨证治疗。

肉轮病多湿热毒邪，郁结于脾胃，上犯胞睑而发。肉轮主方（茯苓、黄连、黄芩、川芎、牡丹皮、滑石、薄荷）可健脾燥湿、清热解毒。邪祛脾胃谐调则目安。

血轮病多因外邪搏结或心火上炎郁于眦部而发，所以用血轮主方（淡竹叶、栀子、丹皮、陈皮、茺蔚子、荆芥）以清心凉血、祛风散毒而治之，邪去火降，心阴心血宁静则眦部无灾。

气轮病多因外邪侵袭，肺失治节，升降失常，血气郁滞于气轮而病。所以用气轮主方（生石膏、滑石、桑白皮、茺蔚子、栀子、桑叶、牡丹皮）以清理燥金，宣通肺气，复其治节，则气轮病可除。

风轮病多肝经风热邪毒上犯，结聚于黑睛而病，所以风轮病主方（玄参、黄柏、金银花、茺蔚子、三七参、生甘草）以清肝解毒活血，邪去络通，变症不起则愈。

水轮病即内障症，病机变化复杂，但多因经络气血不畅瘀滞而成，所以用内障症主方（当归、川芎、茺蔚子、黄芪、香附、桃仁、生甘草）以开郁导滞治之，气血通畅则目疾减去。

最后，张老曰：目乃肝窍，为病多郁，而五轮诸病之治法，尤须注意斯。但原则上必须因人、因地、因时而制宜，在用药上更需掌握，适可而止，以免过犹不及，造成"虚虚实实"之变，并应注意，保护胃气，勿伐气血、生化之源。

四、着重预防

张老在《内经》"不治已病治未病"的思想下，提出了几个预防眼疾的观点：

1.未病先防

平时宜内视摄养，慎调寒温，坚持锻炼体质，禁忌酗酒恋色，竭思劳瞻，避戒风沙、烟瘴，勿哭泣太过，饮食有节，少吃炙爆之物，劳逸结合，灯光勿太强，黑暗勿劳瞻，昼勿直视太阳，夜宜仰观星辰；在业余时，时而远眺旷野树林，时而近视掌纹。在阅读写作中不时稍停片刻，使目左右转运，工作毕宜闭目仰卧，休息半时许。在洗面时水宜清洁卫生，热凉适可，但要首先轻擦洗目，再逐渐向外洗面，勿与人共用洗刷之具。

2.已病防变

当眼疾发生后，要积极进行治疗，抓紧时间控制病情，以期尽快痊愈，防止发展和恶化。某些病防治好可一生无碍，某些病如果不慎疏以防治，将会造成严重的后果，甚至功能丧失而失明。

张老对常见眼病的预防方法

（1）暴发火眼（流行性结膜炎）：注意个人和家庭卫生，春夏秋季要多饮霜桑叶水，或春茶更好。处在疫区时，可用淡盐水，闭目用消毒棉洗眼部，再用白茅根、霜桑叶、薄荷煮水代茶饮用，眵多者加二花。并耳尖放血，日一次。

（2）近视眼：要自幼养成良好的用眼习惯。禁忌在强光或昏暗光下长时间写作或阅读，光线不要直射，宜从左侧射入工作面，用眼一小时左右当闭目休息片刻，三小时以上可到户外散散步远处眺望。走路、乘车、坐船、卧床和吃饭不要看书。

（3）远视眼：小儿自幼远视，若5岁后视力低于0.6以下，要验光配镜，且应注意锻炼视功能，穿针引线、穿珠子是一种最好的方法。并用熟地、山萸肉、茺蔚子、五味子研末，每晚3克冲服。

（4）椒粟疮症：不要接触患者的分泌物以及污染的毛巾、脸盆等用具，自己不要用脏手和衣袖揉眼；少吃酸辣炙煨。在春夏季节，可使用少量黄连、石菖蒲、茵陈、川羌，布包、水煎后，以温药水洗目，未病外洗可防，已病外洗可减轻症状。

临床诊疗经验

根据"五轮"学说，张老将平生有效的经验不断总结，在错综复杂的一病多方情况下，寻找规律，循症求因，按病化裁，经自己不断地临床验证，创制出了自制五轮主方，统治五轮病症，达到了执简驭繁的效果。

一、外障病的临床治疗经验

外障病即肉轮、血轮、气轮、风轮疾患，其病机多系风热火毒邪实为患。在治疗上，内治宜统以祛风清热、泻火解毒为主；虚者则可稍辅以补益之品。

1.自制肉轮主方

【方药】茯苓30g，黄连、黄芩、川芎各10g，牡丹皮24g，滑石、薄荷各10g。

【方义】《内经》有"脾苦湿，急食苦以燥之"，"急食甘以缓之，用苦泻之，用甘补之"。故方用甘淡之茯苓补脾渗湿为君，并同芩、连之苦寒，燥湿清热以泻火解毒。臣以辛温味薄气雄、能疏能通、能升能散、活血行气、走而不守、上行颠顶之川芎，既可载芩、连之功能上行于肉轮，且免苦寒留滞而伤中。

佐以丹皮清热活血散瘀，滑石利六腑通窍而行水。以薄荷轻清凉散、上行祛风消肿为使，而共奏健脾和胃、清热燥湿之效。

【功效】健脾和胃、清热燥湿。

【主治】肉轮病热毒上攻证及术后调理。

【加减】若针眼或胞肿如桃，热毒初起可加公英、地丁、二花、连翘以解毒消肿，便干可加大黄以通腑泻毒。溃后不敛者加生黄芪托毒生肌。若睑弦赤烂、风赤疮痍者加木通、土茯苓、茵陈以解湿毒，痒者再加防风、苦参、白鲜皮以祛湿止痒。椒粟疮者加赤芍、当归、白蒺藜以活血散结，痒甚者再加地肤子、防风以祛风止痒。胞轮振跳、目劄加制白附子、僵蚕、蝉蜕、全蝎以祛风解痉，食积再加内金、山楂以消积。

【注意事项】脾胃虚寒者禁用；忌食辛辣之品。

病案举例

马某，男，38岁，于1979年5月18日就诊，双眼睑弦红赤糜烂，眵泪胶结，痛痒难忍，时轻时重反复发作2年。舌淡苔黄，脉数，头痛口苦便难，诊断为：睑弦赤烂。此由风湿热合病。邪气郁于脾胃，客于肌表头目，治宜解毒清里，方用肉轮主方加羌活、防风、苦参、白鲜皮、地肤子以祛风湿止痒。5剂，水煎服，药渣加水加热熏目，浸入消毒敷料，拭目清除眵泪，日2次。

二诊：诸症好转，效不更方，继用7剂。

三诊：睑弦干燥有痂，痛痒眵泪消除，舌淡苔白脉数，邪毒已除，以防复发，主方加黄芪、防风，10剂，继用。

2. 自制血轮主方

【方药】淡竹叶30g，山栀子10g，荆芥穗12g，牡丹皮24g，陈皮10g，茺蔚子18g。

【方义】淡竹叶甘淡微寒，上清心肺之火，下理小肠膀胱，能导心火下行从小便而解，为方中之主药。山栀子苦寒清降，能清心肺三焦之火而凉血。荆芥穗辛温，芳香气烈，清扬疏散，理血行滞，用于头目疮肿尤为相宜。牡丹皮苦寒清血热，辛散行瘀血，且气清芬芳透达，凉血而不至瘀滞，活血又不至妄行，协同茺蔚子为清热凉血、活血通滞之良品，血轮疾患之要药。参以陈皮，乃借以调气，且防苦寒而伤中也。

【功能】清心凉血、解毒，佐以驱风。

【主治】血轮病心火上炎证及术后调理。

【加减】若迎风流泪者可加黄芪、防风、羌活以益气祛风止泪。若赤脉传睛者，实证加黄连、木通、薄荷以助泻心火；虚证加寸冬、女贞子、旱莲草以养心阴去火。若胬肉攀睛实证，加大黄、黄连、玄参、赤芍以泻火凉血活血；虚证加知母、黄柏、夏枯草以滋阴消火散结。若漏睛或漏睛疮初起，多风邪，可加防风、白蒺藜、石榴皮、苍术以祛风止泪开窍；后期多毒邪结滞，可加公英、地丁、升麻、二花、连翘以解毒消肿止痛。成疮者加当归、白芷、穿山甲、皂刺以活血解毒排脓，脓液清稀不全者，加人参、黄芪、白芷、茯苓以托毒除湿排脓。

【注意事项】脾胃虚寒者禁用；忌食辛辣之品。

病案举例

王某，女，32岁，初诊于1980年5月15日。平时左眼眦窍不时流脓，3天前突感眦部胀痛不适，现加重，左眦部隆起，红肿热痛，身热恶寒，口干，便干；舌红苔薄黄，脉洪。诊断为：漏睛疮。治以清心泻热、解毒消肿，血轮主方加生石膏、滑石、黄连、二花、连翘、公英、地丁、薄荷、天花粉、大黄。3剂，水煎服。

二诊：脓溃不尽，肿退痛消，仍口干，舌红苔薄脉数。中药守上方去二花、连翘、公英、地丁，加白芷、升麻以排脓敛疮，5剂，继用。

三诊：疮口结痂无脓，仍流泪，目窍道毁损之故，以后行手术治疗。

3. 自制气轮主方

【方药】生石膏30g，滑石、桑白皮、茺蔚子各12g，山栀子10g，霜桑叶30g，牡丹皮24g。

【方义】本方是综合白虎汤、泻白散、清燥救肺汤的意义加减组成。以生石膏清肺胃之燥热，并桑白皮泻肺热、清燥火，使肺气得以肃降下行。茺蔚子、丹皮，清肝热、凉血活血、散瘀解毒行滞气。滑石利诸窍、除湿热。栀子泻肺中之燥火，解心中之客热，通利三焦。桑叶轻清发散，上助肺气宣散之力，甘寒清润；下滋肝胆且辅丹皮以凉血；致使热清火泻，风祛湿除，血活毒解，则肺之宣散肃降功能正常而气轮之疾患得降。

【功能】清理燥金。

【主治】气轮病肺胃燥热证。

【加减】若暴风客热，风重者可加羌活、防风、菊花、谷精草、白蒺藜以祛风；热重者可加黄芩、黄连以清热；便干加大黄，口渴加天花粉。若天行赤眼者，可加二花、连翘、板蓝根、牛蒡子、野菊花、防风以解毒祛风。若金疳可加黄芩、知母、桔梗以清肺散结。若土疳者可加赤芍、黄芩、黄柏、千里光、连翘以凉血解毒。若白睛青蓝者可加龙胆草、柴胡、黄芩、玄参以清肝泻肺散结。

病案举例

刘某，男，15岁，初诊于1981年9月30日。双眼红赤流泪逐渐加重1周，现双胞睑红肿，睑内白膜拭之难除而出血，白睛赤肿，黑睛凹陷，眵泪不止，伴头胀痛口渴，舌红脉数。诊断为：暴风客热。治以清燥泻肺，佐以祛风，用气轮病主方加黄芩、黄连、地骨皮、天花粉、川羌、防风、薄荷以清肺养阴祛风，3剂，水煎服，日1剂，辅以黄连西瓜霜眼药水滴眼。

二诊：诸症减轻，继用5剂。

三诊：红退肿消，白膜已除，仍畏光不适，注意休息，忌食辛辣，多喝水。

4. 自制风轮主方

【方药】玄参40g，黄柏10g，金银花30g，茺蔚子15g，三七粉5g（冲服），生甘草3g。

【方义】元参下滋肾阴、润干燥以凉血，上清肺热、制心火而解毒，为风轮疮之主药。黄柏清热燥湿、泻火解毒。金银花甘寒清热不伤胃，芳香透达不遏邪，乃宣散风热清解血毒之要药。茺蔚子辛甘微寒、散热活血，能引诸药入心肝以解毒。三七粉化瘀血，消肿痛，解血中之毒素，力宏效捷。甘草和诸药清火毒调补中气，以免苦寒损伤脾胃。合为风轮清热解毒之主方。

【功能】清热解毒，佐以活血。

【主治】风轮病热毒邪结证，变证另论。

【加减】若聚星障者可加桑叶、菊花、丹皮、白蒺藜以祛风热凉血。若花翳白陷者可加当归、连翘、沙参、白芷、羌活以活血解毒、养阴祛风。若凝脂翳可加羚羊角粉、白芷、穿山甲、千里光、蒲公英以散热解毒，痛甚加乳香、没药散瘀止痛。若黄液上冲者可加生石膏、桔梗、白芷、生薏仁、黄芪、大黄以泻毒托里。若蟹睛者可加羚羊角粉、党参、白芷、当归、茯苓以解毒益气，活血养血，后可加五味子补肾收敛。若宿翳者可去黄柏，加茯苓、蝉蜕、白蒺藜、升麻、制白附子以补脾肾、温化退翳。

目录

附篇

上篇 总论

一、眼与脏腑经络的关系和五轮学说

祖国医学早在两千年前对眼的生成就有所记载，如《灵枢·大惑论》中说："五脏六腑之精气皆上注于目而为之精。精之窠为眼，骨之精为瞳子，筋之精为黑眼，血之精为络，其窠气之精为白眼，肌肉之精为约束，裹撷筋骨血气之精而与脉并为系，上属于脑，后出于项中。"《灵枢·邪气脏腑病形篇》："十二经脉，三百六十五络，其血气皆上于面而走空窍，其精阳气上走于目而为睛。"《内经》又云"肝，开窍于目"，"诸脉者皆属于目"，"肝受血而能视"，"肝气通于目，肝和则目能辨五色矣"，等等。

以上阐明了眼是脏腑经络气血的精华所形成，同时亦将眼病是标、病本在脏之理寓于内。

唐宋医家，又在前人的基础上，做了进一步的研究和论述。当时的眼科专著《龙木论》（《秘传眼科龙木论》——编者注），将眼的构造按照脏腑、气血及其循行经脉和流注结精的部位，并以眼的形象似车轮，划分为五个部分，命名为肉轮、血轮、气轮、风轮、水轮等五个轮，分属于五脏，从而为眼科的辨证论治、寻本求源奠定了基础。

1.肉轮　是指上下胞睑，俗称眼胞、眼皮（包括睑外皮肤、皮下组织、肌肉、睑板、睑结膜、睑缘及其睫毛等）。内应于脾，是脾的精华形于外者所构成。因脾主肌肉，故名肉轮。

脾与胃相表里（上眼皮属脾，下眼皮属胃），为后天之本，气血生化之源，主肌肉，具有荣养保护眼球和维持眼的形状之作用。

2.血轮　是指内外两眦，俗称大小眼角。大眼角名大眦，又叫内眦；小眼角名小眦，又叫外眦或锐眦。包括内眦部的泪窍——泪堂（泪阜、泪点）和两眦部的皮肤、结膜等，是心的精华所构成。心主血，故名血轮。

心与小肠相表里。内眦属心，外眦属小肠。心主血脉，小肠别清浊，输运血液、分泌和排泄泪水，内能濡养眼神，外可润泽眼珠。

3.气轮　是指白睛，又名白眼珠（包括球结膜和巩膜前部），是肺的精华所构成。肺主气，故名气轮。

肺与大肠相表里，主气司传化，有助于眼内气血循环、水液调节。肺属金，气燥劲刚，结晶于白珠，如同表壳，可保护眼的内部组织。

4.风轮　是指黑睛，又名乌珠、乌睛，俗称黑眼珠（包括角膜、前房、虹膜和睫状体），前方像球面而透明，内呈棕黄色或棕黑色，古称黄仁，又名睛帘，是肝的精华所构成；肝主风，故名风轮。

肝为风木之脏，与胆（中精之府）相表里，藏血液，居相火，具有疏泄升发之能，将清净之血液直接上输于目。目受血而能视，且能调节光线，使之视瞻得以清晰。

5.水轮　是指瞳仁（瞳孔），又称瞳人、瞳子、瞳神，包括瞳孔后方的内部各组织，如神水（房水）、睛珠（晶状体）、神膏（玻璃体）、睛膜（脉络膜）、视衣（视网膜）、目系（视神经等）等。其营养来源主要由神水供应，方能起到视物清晰的作用。而神水原系于肾的精华所形成。肾主水，故名水轮。

肾与膀胱有经脉络属互为表里，乃水火之源，气血之根，发六腑之阳，滋五脏之阴。具有藏精长髓、生殖发育、主持水液代谢的功能，为肝脏升发疏泄之原动力，乃构成五轮的总基础。

二、病因病理

眼的致病原因和病理，与内科基本相同，据《素问·调经论》"夫邪之生也，或生于阴，或生于阳。其生于阳者，得之风雨寒暑。其生于阴者，得之饮食居处，阴阳喜怒"，概括起来，可分为内因和外因两大类。兹阐述下。

1.外因　多为风、寒、暑、湿、燥、火（热）六气反常所致病。这个致病因素称为"六淫"，亦叫邪气、时邪。它是在人体脏腑功能失调，正气不足的情况下，侵袭人体而致目疾的。斯乃祖国医学"邪之所凑，其气必虚"，"正气存内，邪不可干"的外感发病原理。

（1）风：风为阳邪，其性浮越，故"伤于风者，上先受之"。风木肝窍，其位居高，最易受冲。且风的特性"善行而数变"，发病多急，游走不定，病情多变，而又易于疏泄伤表，故流泪、眼斜、作痒之目疾，多与风邪有关。

尤其是风邪一年四季皆有，为外感眼病之主因，且多兼挟其他时邪而发病，如挟寒流泪、挟热赤痒、挟湿烂弦等。所谓"风为六淫之首"，"百病之长"，旨在斯言。

（2）寒：寒为阴邪，其性凝闭，主收引，易伤目中阳气。目为肝窍，体阴而用阳，阳伤则血液无以鼓动而凝滞，常由此产生瞳神无光彩，昏花不能远视，以及紫胀血凝等证；甚而"寒胜则痛"，痛处不移。

（3）暑：暑为阳邪，性升发散，容易上犯头目，导致"气阴两伤"。所以患暑邪害目者，多见目赤眩晕，甚或猝然晕倒，目不识人。

（4）湿：湿乃长夏阴邪，重浊腻滞，为病缠绵。困于皮肤，则胞睑肿烂（湿胜则肿，热胜则烂）、椒粟疮（沙眼）生。郁于脾胃，阻遏中阳，不能生化气血，则导致目失营养，发生"视瞻昏渺"等证。

（5）燥：燥乃秋季主气，而有温凉之别。久晴不雨，气候干枯（李时珍：枯者燥也）为温燥；秋深初凉，西风肃杀为凉燥。侵入人体，便耗津伤气，且"燥自上伤"，往往首先犯肺。肺为娇脏，在眼为白睛，既恶寒而复恶热。所以不论温燥上受，或凉燥化热，均能耗伤肺阴（燥胜则干）、郁遏肺气，使其宣散、肃降、输布功能失常。故目病关系于是因者，临证较为常见。如白珠红（结膜炎）、眵干作痒、眼干燥、圆翳内障（白内障）等证便是。

（6）火：火与温热同类，"温为热之渐，火为热之极"，其性炎上，灼阴动血，祸殃眼目，如胬肉攀睛、红肿焮热、壅痛疮疡等证便是。

究其火之来源，多系体内五志所化生。奈自然界的五气（风寒暑湿燥）亦均能化火，所以古人亦把它列为外感六淫之一。

2.内因　主要有以下三种因素。

（1）七情内伤（精神因素）：七情是喜怒忧思悲恐惊的简称，而统属于五志，乃五脏精气化生的五种情志活动。即《素问》"人有五脏化五气，以生喜怒悲忧恐"也。

这五种情志活动，是对外界环境的一种生理反应。如心在志为喜，肝在志为怒，脾在志为思，肺在志为忧，肾在志为恐，本来是不会影响机体而伤害眼睛的。若内在脏气发生病变，或外界事物有所刺激，反应过度，就能引起情志异常，成为《素问·阴阳应象大论篇》上所说的"怒伤肝，喜伤心，思伤脾，忧伤肺，恐伤肾"的内伤因素，导致眼病发生。兹分述于下：

1）喜乐过极，则心阳大动、血脉失主（心主血脉），气血涣散，脉络沸腾，发生胬肉攀睛证，久则心阳不足，光华不能发越于外，而昏花不能远视之证成矣。

2）怒恼暴急，则肝气上逆，血液不藏，随气上升。目为肝窍，最易受冲，而发生眼内溢血、血灌瞳神、急性绿风内障等病。若怒久不解，则胆汁不应，神光不收，轻则昏如雾露，视有黑花；重则内急外干，出现视物成歧、不辨五色（肝主五色）种种过怒伤肝之贻患。

3）忧深思久则伤脾。"脾为诸阴之首"，伤则气机壅滞，运化失常，导致五脏六腑之精气，无以禀受，皆失所司，不能营养目之血脉（目为血脉之宗），则诸病生矣。如视物羞明，眼皮宽纵，椒、粟疮，倒睫拳毛，偷针眼病等，均与思虑伤脾有直接关系。

4）悲痛忧愁不已，轻则肺气抑郁，宣肃失常，气血凝滞而目赤，水液潴留目胀痛（乃绿风内障因素之一）；重则气消，视物无形或暴盲，且亦有因气郁化火，火灼神膏致成圆翳内障（白内障）者。

5）惊恐起于卒然则伤肾。肾为先天之本，水（即阴精）火（即阳气）之源。肾气旺盛，精腾于目，成为神膏之原液、阳光之启始；结晶于瞳神，以鉴万物察秋毫，如日月之丽天。肾伤则精气内夺，气陷于下。精夺则不能化气，而瞳神有昏渺之患。气下则不能摄精，而瞳神有散大之虞。总之，内障种种疾患不与肾伤有关者极稀。

（2）饮食不节：包括饥饱、凉热、嗜食肥甘厚味和误食不洁之毒物。

过饱损伤脾胃大肠，上不能散布精华则目昏，下不能转输糟粕致目胀。过饥则气血来源不足，目难久视而酸困。过凉伤阳，寒从中生，多发胞睑肿胀。过热生火，热由中起，易发目赤肿痛。故《灵枢·师传篇》有"食饮者，热无灼灼，寒无沧沧"之告诫。过食肥甘厚味（如煎炒炙爆等）每多结聚于脾胃，久则生湿生痰，化热为火，上攻于目，则为鸡冠蚬肉或鱼子石榴、胞生痰核，甚而酿成眼疣、眼漏、眼痈（下眼胞生肉粒）等等，变症不一。

食物不洁或腐烂或服有毒药物，均可中毒导致目疾。但中毒所发生的眼病，是依中毒的性质而异。如食了钩、蛔虫卵等，就可引起肠寄生虫病，使眼胞频眨导致眼疲劳证。如服苍耳子中毒，则可致白衣（巩膜）发黄与眼胞赤红等症。兹不多举，希患者、医者勿忽视于斯。

（3）劳逸过度：劳动和安逸要有节制，否则每易致病。过劳易伤及脾气，阻碍气化；过逸会使机体气血郁滞。二者均能导致目失荣养。特别是房劳过度或早婚，以及妇女生育过多，则更会伤肾损目。肝开窍于目，体阴而用阳，肾为阴阳俱备之脏，上通于脑，系于目，以荣养目窍，肾伤则眼目百病丛生。

小　结

眼的致病因素和内科一样，亦不出乎内伤和外感范围。在病理方面，主要是一个"过"字。因为六气是气候的变化，情志活动是人的思想反映，饮食是人体赖以维持生命活动的重要物质，劳动是人类改造自然和生活的需要，在机体的正常情况下，是不会致病的。若气候过于反常，情志活动过极，饮食过饱或过饥，以及劳逸无节制，就可引起脏腑功能紊乱、阴阳失调，成为导致眼病发生的因素。

以上虽有多种导致眼病发生的因素，根据临证实践，外因中以风火为患者较多，且多为外障实证；而内因以肝脾肾功能失常为多，易发内障，为病多虚。但也不能把它们截然划分，内外因是可以互相影响、互为因果而致病的。如外湿伤脾，可以引动内湿；素体虚弱，卫阳不固，易感外寒等。在病因上须识常达变，在病理上要明确外因是标，而病本在脏。识此方能诊断确凿，权衡用药，泛应而曲当。

三、诊法和治则

1.诊断方法　眼科疾病，可概括地分为内障和外障两大类。以有形色可见者，多归属于外障；无形色可见者，多归属于内障。外障证是指发生于肉轮、血轮、气轮、风轮的疾病，多属外感实证，其病易治。内障证是指发生于水轮的疾病，多属内伤虚证，病较难疗。其诊断方法与内科大致相同，也是从整体观念出发，以四诊（望闻问切）辨八纲（阴阳表里寒热虚实）综合分析，来鉴别眼病的属性，作为"辨证求因，审因论治"的基础。但眼科以问诊和望诊为主，切诊和闻诊为辅，兹将四诊的重点，扼要叙述。

（1）问诊：问诊在诊断眼病的方法中占重要地位，除了询问发病情况（包括时间、诱因）及治疗过程和既往史、家族史等以外，而更重要的是详细询问患者的自觉症状，因为眼病有很多症候，都是患者的自觉痛苦。特别是内障证，必须通过问诊才易于洞察病情，方有辨证施治的充分根据。

1）眼部的自觉症状：

眼痛：一般地说，轻度刺痛为风热。重度刺痛为心火或为瘀血。剧痛伴有口苦或耳鸣为肝火，伴有大便干、口渴者为胃火。涩痛属血虚津少。胀痛多为血瘀气滞。隐痛时作时止者，多属阴虚火旺。痛势剧烈无休止多属邪实证，白天痛为阳证，夜间痛为阴证。按之痛减为虚，拒按是实。得热痛减为寒（亦有属火者，因火热同气，热引火邪外出），痛增为热。得寒痛减为热，痛剧为寒（亦有属火者，因寒主收引，火邪为寒所闭，不得散出）。

眼痒：痒而目赤属风热，不赤而痒为风邪。迎风极痒属肝经虚火，痒而干涩为血虚有热，痒而糜烂为风湿。痒有止作为虚，无休止为实。病初起作痒，为病情进展之征；病久作痒，为邪去正复、气血流畅、病情将愈之兆。

流泪：冷泪长流为肝肾两亏，热泪如汤为风热壅盛。见风遇冷流泪者为虚为寒；不见风寒而流凉泪者多虚，流热泪者多实。眼内含泪不外流者，是肝胃火迫或是邪气外越所致。眼病愈后，见风畏光流泪者，是血虚有热或是气虚不能统摄。若火盛而无泪非是吉兆。总之，有热证者，多属实属火；无热证者，多属虚属寒。

眼眵：眵多而稠者，属肺胃实热，不稠属肺经虚热。若用手指按压大眦处有眵糊溢出者，为眦漏症（泪囊炎），但亦有不用指按压而自流者。凡目病无眵糊者，多属无热，即有热亦不甚。若眼病严重而无眵糊者，多属恶候。

羞明：目赤多泪，怕热而羞明属风热，目昏干涩而羞明为血虚；见光明如针刺痛为火甚。

视力：自觉视力骤减者，多为实证；渐昏者多为虚证。外观完好而突然失明，同时必有胀感，多属血逆或气闭，如怒伤肝导致的眼内出血等。午后和夜间昏暗者属肝虚血少（阴虚）；早上昏花者多属阳虚，然亦有因少阳火旺者。黑夜茫茫、云雾移睛，多为肝肾两亏；神光外现、萤星满目，多为水亏火旺。视物模糊兼胀痛者，为气血瘀滞；兼目赤眵泪者，多为时邪风热；兼干涩者，多属气虚（然亦有因气血瘀滞）；兼酸者，多属血虚。若无任何痛苦，只是昏花不明，乃纯虚之征。

2）全身自觉症状：

头痛：头痛闷重如布包裹属脾湿，头痛如锥属心火，头痛如劈属肝风。痛在额部为阳明经受邪；痛在颞部为少阳经受邪；痛在颠顶、脑项部为太阳经受邪，或为肝经寒邪；眉棱骨痛多为太阳经风寒或风热。偏头痛伴外感者多为风寒湿，无外感者多为内风或血虚。头痛伴有恶心、呃逆、口苦者，多属肝胆火炽；甚则头筋突起，痛时脑户觉冷而伴呕吐清涎黏沫者，为肝经寒厥。白天头痛疲劳时加重者，多为气虚；午后头痛多为血虚。头昏痛、耳鸣、腰痛多属肾虚。痰浊头痛多呕吐痰涎。头风头痛多经年累月。头痛不移如针刺者为瘀血。

总之，目疾头痛不兼表证者多为内伤，兼表证者多为外感。虚证发作缓，实证发作急，虚证多兼晕，实证多兼胀。其中虚证以阴虚为多见，实证以肝火为多见。

耳鸣（聋）：耳鸣如潮水声、风雷声者，多为风热；如蝉声联唱的，多为阴虚。耳似鸣似聋、流脓作胀的，叫脓耳，为肝经湿热。暴聋，多为肝胆火旺之实证。久聋，多为肝肾阴虚证。

口味：口苦是心热，口酸而苦为肝胆实火。口臭，常为胃热。口淡或多清水，为脾胃虚寒。口甜，为脾湿或为脾热。口辣，是肺热。口酸，为肠胃积滞。口咸，为肾虚水泛或为肾热。口干、能饮，为胃火。口干、欲饮，但饮而不多，为湿热郁结。夜间口干，为阴虚内热所致。

饮食：多食易饮，是胃有实火；思食但食后胃满不舒，是有积滞。不欲食或食少，是脾虚；厌食油腻，多为脾胃湿热。喜苦，心虚；喜酸，肝虚；喜甜，脾虚；喜辣，肺虚；喜咸，肾虚。口渴喜冷饮，是胃火盛；口渴喜热饮，属痰浊。欲饮凉、饮后胃部不舒，是郁热阻滞中焦；口甘不喜饮，为脾虚湿盛。

二便：大便干燥难解、腹满胀痛者，为实证；腹不满不胀，多为虚证。久病体弱、年老、产妇大便秘结者，多为气虚或津液不足。大便稀溏、便前无腹痛，多为脾胃虚寒泄泻。腹痛腹泻，大便酸臭，多为伤食积滞，或是热结旁流。每天早晨腹痛而泻者，多为肾阳虚。大便带脓血、里急后重腹痛者，为湿热下痢。

小便黄赤为热，清白为寒；短赤涩痛，多为湿热，清长次频，多属虚寒；小便不通、腹内胀感，为癃闭；小便失禁，为肾气虚或脱症。

睡眠：难眠，多为心火旺；易醒，多属气血虚。睡中多梦，为肝血虚。醒后难以入睡，为心脾亏虚。不寐、烦热易惊、口苦呕涎，为痰火扰心。梦中惊呼，为胆气虚。失眠、多梦、遗精，为心肾不交。心烦不眠，为阴虚火旺。失眠、脘闷、嗳气者，是宿食内停。失眠、头晕、目眩伴胁痛者，为肝气郁结、血液瘀滞。若整夜不寐，多系心肾不交，或为肝虚血燥。终日嗜寐，口苦困乏为肝胆郁热。嗜睡、身重困乏、胸闷食少为湿盛。食后困倦嗜睡为脾虚。

经带胎产：

月经：妇女患眼病，须问月经是否正常。已婚者停经，当辨有孕与经闭。经期提前、色鲜红者，多为血热。经期延后，色暗紫者，多属寒。经来目衄，属血热。经行量少、色淡者，多为血虚。经行涩少、挟血块者，多属气滞血瘀。经前目痛、腹痛拒按，属实证。经后目昏、腹痛喜按，属血虚。

带下：轻微色白，是正常现象，与眼病无关。若过多，属湿。清稀而无臭味者，多为脾虚湿盛；带呈黄色、黏稠有臭味，为湿热下注，兼外阴部瘙痒者，属感染湿毒；赤白杂下，淋漓不断、微有臭气，多属肝经湿热；如五色杂下，臭秽特甚，多为败脓或肿瘤为患；带下呈豆腐渣状，为霉菌感染。总之，凡带下色白而清稀，其气腥臭有目疾者，多为虚证、寒证；色黄成赤，稠黏臭秽有目疾者，多为实证、热证。

妊娠：凡停经数月者，除经闭和素不孕者外，即是怀胎。

停经两个月左右，多伴有嗜酸、作呕、头昏痛，倦怠嗜睡，不欲食等，谓之"妊娠早期"。若目红者，多为胎火；胀痛昏者，多为郁滞。停经四个月以上，腹部渐大，自觉有物微动、乳头色黑、乳房发胀等，谓之"妊娠中期"。若目昏或胀或痛者，多属气血不足。在妊娠后期眼病，除特殊严重的目疾外，大多产后自愈。

但亦有受孕而按月行经之"垢胎"——"激经"和不时下血之"胎漏"者，须注意于斯。

产后：瞳仁散大或暴盲，多为气血大亏。目痛用指按而甚者，为瘀血停滞；痛减者，为血虚。目昏胀、便不通，多属津亏；便稀、食少，多属脾胃弱。目眩头晕面赤、食后减轻者，亦属气血双亏。

（2）望诊：

1）神色形态：目睛有神、面红光泽为正气充沛。目睛转动迟钝，晦暗无光华，多为精气不足。目淡红或微红无痛感者，为虚热，鲜红或紫红有肿痛感者，为实火；肿胀软而不红不痛，为虚为湿；硬而红、痛，多为实火；淡红或血凝紫胀、翳膜沉涩，多属寒邪；暴赤、肿痛，为实热。怕日羞明、用手遮面者，为外障风热。张眼凝视，步履蹒跚，多为内障青盲。眼睛直视多为肝风重症。身体肥胖者多湿痰，形瘦者多虚热。

2）舌：舌尖属心肺，舌根属肾，舌中部属脾胃，舌两旁属肝胆。舌质为本，苔为标，标本互参，以察病情。

舌质：淡红色是正常舌质。淡白主寒主虚，红主热，深红色（绛舌）为热甚伤阴。若舌色深红、无苔光亮如镜，谓之"镜面舌"，是胃气将亡。色紫暗或见瘀斑者，主气滞血瘀；兼干为热，兼青而润滑是内寒极重。蓝色主气血两亏。若舌质坚硬者，多属实证、热证。质浮胖娇嫩，或舌边有齿印，多属虚证、寒证。舌体胖大色淡白者，为脾肾阳虚；胖而淡红、边有齿印，为脾虚有湿；胖而红绛，为心脾有热；胖而青紫，多为中毒。舌上芒刺高起，是热邪内结。舌上有裂纹，红绛而干者是热邪伤阴。舌淡而嫩，为阴血虚。舌硬，多是热伤阴。舌斜，多属中风。舌时伸时缩，或舐口唇上下名弄舌，属心脾有热。

舌颤动、色淡白，为心脾两虚、气血不足；颤动红绛者，或是热极生风，或为肝风内动。

舌苔：正常舌苔是由胃气形成，薄白而清净，不滑不燥，干湿适中。白苔，多主表证、寒证。若薄白而干，为津液不足，薄白而滑，为湿邪。白而厚腻如水调米粉敷在舌上者，为湿浊内停或饮食不化。白厚如积粉者，为瘟疫初起邪毒内盛，或有内痈。黄苔，多主里证、热证。微黄薄苔为外感风热。苔黄而干，为胃热伤津。苔黄而黏腻，为内有热邪、痰涎湿浊。苔黄而厚腻，为脾胃湿热，或肠胃有积滞。灰苔，其色浅黑，状如烟煤所熏，隐隐可见，主里证。灰黑而润属内寒证。灰黑而干是火伤阴液，或为阴虚内热。若薄灰苔兼有外感者，是阴寒在内。虽有热象，乃为其标。黑苔，主里证，主病重。苔黑而润为寒，黑而干燥为实火伤阴。若苔黑、病情不重者，多属阴虚。

总之，苔薄主表证，病轻；厚主里证，病重。干主热证，为津液不足；润主寒主湿，为津液未伤。腻为有湿，白腻为寒湿，黄腻为湿热。有苔为胃气尚存；无苔多是胃气受损，胃阴不足。苔薄变厚为病进，苔厚转薄为病退。舌诊务要舌质与苔结合起来观察，方可正确不误。

3）口唇：唇色淡白，为血虚。色青主痛，为气滞血瘀。色淡红而干，多属热证、实证。口唇糜烂，是肺胃有热。口唇燥裂，是津液不足。口开不闭，为虚证；牙关紧闭，是实证。

4）齿和齿龈：牙齿干燥，多为津液不足；色黄，属湿热。齿龈红肿，是胃火。牙齿松动、疼者，为火；不痛不肿，为肾虚。

（3）闻诊。言语声低微，说话断续，呼吸气短，多是虚症。声音响亮有力，多属实证。言语重浊、带鼻音者，多属外伤风邪或有鼻渊症。发热烦躁，多言属热；静而少言属寒。口臭，为胃热。汗臭，为瘟疫。大便酸臭，是肠胃有积滞。

（4）切诊（包括触诊）：中医诊断眼病，不能专重脉诊。脉证不符时，多舍脉从证。因此在切诊上，能辨识正常脉象和浮、沉、迟、数、有力、无力即可。

1）脉诊：来去从容，和缓有力，节律均匀，一呼一吸脉搏四至五次，每分钟七十至八十次左右，为无病之脉象。

浮脉：轻取即得。主表证。

沉脉：重取始得。主里证。

迟脉：一息四至以下，一分钟不到60次。多主寒证。

数脉：一息五至以上，一分钟超过90次。主热证。

有力为阳脉，多属实证。

无力为阴脉，多属虚证。

2）触体表：四肢不温暖，多为阳虚。若高热而见四肢厥冷者，为热深厥亦深，是阳气被郁，切勿误认为阳虚。手足心灼热，多为阴虚。

3）触眼部：喜按，多属虚属寒；拒按，多属实属热。坚硬者，多系眼压高，反之多为眼压低。

2.治疗原则　治则，就是治病法则。它是以四诊所收集的客观资料为依据，结合临床辨证、综合分析而制定的，它和具体每一个证候的治疗立法不同。其内容包括治本与治标，扶正与祛邪，正治与反治，同病异治，异病同治，治未病等治疗原则，和内科大致相同。

眼病的治则首先要分清内障和外障。外障多以祛除"六淫"为主；内障以调整脏腑、经络、气血、阴阳，使之相对平衡为要。但不论内障和外障，均当结合眼之局部与整体，辨证与辨病，在五轮学说理论的指导下，以溯本求源去进行治疗。如肉轮疾患，当以清理脾胃或补益中气为主；血轮疾患，以清心泻火或补心血为主；气轮疾患，以养阴清肺或泻肺火为主；风轮疾患，以泻肝、平肝或养肝、疏肝为主；水轮疾患，以"壮水之主，以制阳光"或"益火之源，以消阴翳"为主，总宜培其不足，勿伐其有余。

然目乃肝窍，为病多郁，而五轮诸病之治法尤须注意于斯。且四方有高低之殊，四季有非时之气，百步内晴雨不同，千里外寒暄各异，人有老少男女，体有强弱阴阳，病有轻重缓急、新久之不同。故在治疗原则上又必须因人、因地、因时而制宜，方可左右逢源，面面俱到而奏效。若胶柱鼓瑟、固执不变，则难免张冠李戴之弊。而在用药上更需掌握适可而止，以免过与不及，造成"虚虚实实"之变。并应注意保护胃气，勿伐气血生化之源。

四、预防

早在《内经》中就有"治未病"的记载，如《素问·四气调神大论》说："不治已病治未病，不治已乱治未乱……夫病已成而后药之，乱已成而后治之，譬犹渴而穿井，斗而铸锥，不亦晚乎！"就强调了治未病的重要性。兹将预防的方法阐述于下。

1.未病先防　在平时宜精神摄养，慎调寒温，锻炼体格。禁忌酗酒恋色，嗜欲无度，竭思劳瞻，避戒风沙烟瘴、哭泣太过，宜饮食有节，少吃炙爆，多吃淡素，劳逸相结合，灯光勿太过，黑暗勿劳视，昼勿直视太阳，夜宜详观星辰。在业余时间，时而远望树木，时而近视掌纹。在阅读写作中要停片刻，使目左右转运，向上观望；至工作毕，宜闭目仰卧，休息半时许。

在洗面时，水宜清洁，热凉适可，首先轻揉洗目，然后再由目部逐步向外洗面。个人的手巾、脸盆和衣被等，不可与人共用。更宜提倡眼的保健操及公共卫生，以防目疾的发生和传染。尤其是对椒、粟疮（沙眼）的预防更需注意。

2.已病防变　当目疾发生后，要积极进行治疗，防止发展和恶化。如圆翳内障（白内障），只要及早治疗，多能获得控制或痊愈。如果不做及时处理，延及末期用手术摘除，则往多遗患。又如绿风内障（青光眼），乌珠疮（角膜炎之类）并非不治之症，而多因未曾掌握病机不及早控制，导致病情愈变复杂，终而失明。由此可见，已病防变亦是临床治疗非常关键的问题。

3.几种常见眼病的预防办法

（1）暴发火眼，又名红眼病（急性结膜炎）：春夏秋季节要多饮霜桑叶水；有条件者饮青茶更好。少吃有刺激性的东西，如葱韭芥蒜等。毛巾不要与患者接触，使用后可用盐开水烫过，以防传染。

在暴发火眼流行期间，或已患此病，可在500毫升的温水内，加入少量食盐，现配现用，以消毒棉球擦洗眼部（闭目）。再水煎白茅根、霜桑叶、薄荷去渣内服。有眼眵者加金银花，早晚各服1次。并耳尖放血少许，每天1次。

（2）近视眼：禁忌在光线不好或强光下阅读写字、针织绣花；要在柔和充足光线下（能看清楚，且无刺激）、使光线从左侧射来而做作业，并且姿势要端正，眼睛和书本的距离保持1尺许，做作业时间不可过长，一般地约持续1小时左右，便当闭目休息，或向远处瞭望，或到户外散步，或参加活动等事宜；走路、乘车、坐船、卧床和吃饭时不要看书；要坚持按时学习、工作、休息；且每天必须3~4次朝着光亮柔和处，向5米以外眺望绿色树木，以养成望远习惯，而预防近视。

（3）远视眼：在小儿时期，若一发现远视，便当开始预防，如锻炼就近视物和"双眼单视"（两眼交替视物）。并用大熟地、山萸肉、茺蔚子、五味子研末，水为丸，每晚用白糖温水冲服3克许（或用稀布包药水煎，去渣温服亦可），以后再检查一次眼球和视力，若已正常则停服。若至成人，眼球仍扁短，其长度（前后直径）尚不足23毫米者，当即进行治疗（见各论）。

（4）椒、粟疮症（沙眼）：不要接触患者的分泌物及其污染的毛巾、面盆和水等；若已同患者的使用物接触，可用75%酒精消毒；自己不要用脏手和衣袖揉眼；少吃酸辣炙煿。在春夏季节，可使用少量川黄连、石菖蒲、茵陈、川羌，布包，水煎，去渣，加入少许温开水内浴目。此方未病外洗，能预防；已病内服可减轻。

下篇 各论

一、外障疾患

外障眼病，除水轮疾病外，其余四轮均属外障范畴，总论已有概括阐明。兹再分述于后。

（一）肉轮病

肉轮疾患，古人把它分为十许种证候，兹分述于下：

【症状鉴别】

1.土疳（麦粒肿）　又名土疡、针眼，俗称偷针；其症状较重者名为眼病。

症状：多生于上下眼皮之里面，或外面，或睑边缘。初起形如麦粒之尖，痒痛并作，推之不动，继则红肿，热痛拒按。后期则逐渐变软，出现白色脓头，多自然破溃流脓而愈。

2.胞生痰核（霰粒肿）　又名目疣，俗称"眼皮内长疙瘩"。

症状：在睑之皮里肉外，生一大小不定的核状肿块，触之滑动，与皮肤不粘连，发展缓慢，少数可自行消散。若日久不愈，逐渐增大，则坚硬隆起，时觉眼皮重坠及胀涩感。翻患者眼皮，可见暗红色或灰黄色扁平形块，也间有红肿，破溃后，长出一块小肉芽者，也有变为瘰瘤重疾者。

3.胞肿如桃

症状：目先赤痛，泪热羞明，继则胞睑红赤，肿胀如桃、如覆杯，珠痛及头，甚则血灌睛中。

4.眼皮外翻（睑外翻）

症状：眼皮向外翻，牵紧而干燥，贴在睑之外面上，如舌舐唇之状。因其闭合不全，引起流泪。此病多生于下睑。

5.风赤疮痍（睑皮炎、眼睑湿疹）

症状：初起眼皮作痒、灼热，逐渐红肿，或有红斑、丘疹、水疱、渗出黏液。严重者可波及额、颞、颊等部分。有继发感染时则成脓疱，破溃后糜烂腥臭，胶粘结痂（此症似"眼睑恶性肿瘤"中的一部分）。

6.椒、粟疮（沙眼）

症状：本定初起，眼皮内面有少数疙瘩，大者色红质坚如椒，小者质软似粟米，多生在外眦部分，仅有轻微疲劳和痒感，以及少量黏液分泌物。重则睑内充血，颗粒密集，有的全睑丛生，累累成片，有的疙瘩肥大，高低不平，沙涩流泪，羞明难开，往往引起内翻（内急）倒睫，血翳包睛，皮肉粘连等症。

间有患者睑内有疤痕，或睑内全部结疤，或表面无疙瘩光滑色白，或兼微黄，板硬不能活动，而经常有压痛感，这是椒、粟疮愈后的遗留症。日久不愈，亦能致失明。

7.睑弦赤烂（睑缘炎）　又名风弦赤烂，俗称红眼边、烂眼皮。

症状：初起眼皮边缘稍显潮红，仅有轻微痒涩痛感，在睫毛根部有糠麸样皮屑附着。稍甚者，则眼皮边缘漫生透明水疱样细小湿疹，痛痒时作，怕光流泪，频喜揉拭，疱疹破裂，眼睑红赤，糜烂胶粘，名为"眦帷赤烂"。

严重时，睫毛周围则形成黄白色结痂，若拭去痂块，可见该处溃陷出血或小脓疱。此时睫毛稀疏不齐，或睫毛内倒，或睫毛脱落（不再生者称睫秃），并生翳膜诸疾。

8.倒睫卷毛　又名内翻倒睫，简称倒睫。

症状：初起时眼皮有痒痛感，乍增乍减，频频揉擦，以致眼皮内翻（内急），睫毛拳曲，内刺睛珠，涩痛羞明，流泪难睁，久则扫成云翳，甚则导致失明。

9.眼睑结石

症状：眼皮内面，有不定数的似针尖大的坚硬黄色点，突出睑内面。患者自觉有异物摩擦刺痛之苦，且有时流泪等。

10.胞虚如球（眼睑水肿）

症状：眼皮虚胀浮泛，如气吹之球，色泽明亮，见热胀少平，顷即复故。

11.上胞（上睑）下垂 又名睑废。

症状：上眼皮松弛下垂，不能自动向上举起，开张失去自主。重者睑缘遮盖瞳孔一部或全部。亦有早晨不明显，至傍晚或疲乏时而下垂者。

12.胞轮振跳（眼睑痉挛） 俗名眨巴眼。

症状：眼皮出现阵发性的牵拽跳动，患者不能自动抑制。另有一种为眼睑忽然紧闭，持续数分钟，或数小时之久者。

13.眼皮红疹（血管瘤）

症状：眼皮上面显片状紫红色斑，不凸出皮肤面，不痛不痒，惟低头时，略有胀坠感。

【病因病理】

眼之上睑属脾，下睑属胃。脾性本湿而喜燥，以阳为用，以升为健；胃性本燥而喜润，以阴为用，以降为和。二者一湿一燥，相反相成，相对统一，则脾健胃和，升降平衡，湿燥协调，始能维持新陈代谢，活动正常，肉轮无疾。若脾胃功能失调，不能相互为用，则湿热壅滞，而睑病作矣。

"湿胜则肿，热胜则腐"，"燥胜则干"。兼风则痒，兼火则痛，兼毒则生疮，如"偷针""痰核""椒粟疮"等；湿热互结则红肿热痛，甚而眼睑内急，如胞肿如桃、倒睫或外翻等；燥为阳邪易伤阴，阴耗则睑结疤或生"结石"，故有"燥胜则干"之说。

以上所述，乃前九种肉轮疾患之由来也。

湿为阴邪，阳气被遏，不能化湿，渍于肉轮，则胞虚如球，甚则阳伤不能升举，上睑便下垂。

脾为生血之本，胃为化气之源，脾胃虚弱，气血不能营养胞睑，则易受风邪而跳动。

脾与胃以膜相连，主运化，主肉轮。虚则运化失常而生湿，湿郁化火，壅于肉轮则成红疹。

总之，上睑病多虚（本）多湿（标），下睑病多实多热。虽症有十三种而致病因素多由湿热为患，其症状略有相殊者，乃同源异流也。

【治则】

宜健脾和胃，清热燥湿。

方药：自制肉轮主方。

云苓30克，黄连、黄芩、川芎各10克，丹皮24克，西滑石24克、薄荷10克。

方解："脾苦湿，急食苦以燥之"，"脾欲缓，急食甘以缓之，用苦泻之，甘补之"（《内经》），故方用甘淡之云苓补脾渗湿为君，并同芩、连之苦寒，燥湿清热以泻火解毒。臣以辛温味薄气雄、能疏能通、能升能散、活血行气、走而不守、上行颠顶之川芎，既可载芩、连之功能上行于肉轮，且免苦寒留滞而伤中。佐以丹皮清热活血散瘀，滑石利六腑通窍而行水。以薄荷轻清凉散、上行祛风消肿为使，而共奏健脾和胃、清热燥湿之效。

加减：前九种病型，内服主方即可。唯后四种病型，须要随症变通。例如：

胞虚如球症，宜主方去芩、连、丹皮，加桂枝、川羌、生姜等。

上睑下垂症，宜主方去芩、连、丹皮、滑石、薄荷，加黄芪、白术、柴胡、升麻。

胞轮振跳症，宜主方去芩、连、滑石、丹皮，加党参、当归、钩丁、菊花、白僵蚕。

眼皮红痹症，宜主方去芩、连，加当归、红花。

但其加减法是个大概轮廓，处方时尚须灵活变通。

附 外治法：

1.土疳　①如已成熟（摸之软，有脓头可见），可切开排脓。切开后让脓自行排出，禁用手挤压，以免引起眼睑或眼眶蜂窝组织炎。②若未成熟，勿用手术，以防引致脑膜炎、败血症等严重疾病。可用唐氏涂睑膏（方见133页）敷患处，每日换药一次，不可令药入目（在手术或敷贴前宜进行局部消毒）。病情严重者，可配合放血疗法。③放血疗法：取患侧耳背静脉，常规消毒后，用三棱针或毫针，浅刺耳背静脉，每次一条，至出血为度，术后用酒精消毒，以防感染。④预防：忌食辣物，不要用手揉抹眼睛。

2.痰核、结石　①敷唐氏涂睑膏（方见133页），或用生南星6克，透骨草3克，蟾酥、冰片（晚入）各0.3克，共为细末，用醋调成糊，每晚临睡时适量涂外眼皮患处，外用胶布粘贴。可连用7~10天。不可误食或入目。若以上治法不效，可进行手术治疗。②手术法：痰核，用1%~2%奴夫卡因1毫升局部浸润麻醉，然后将眼皮翻开，以尖刀于痰核处切开，将其全部排出。睑结石，先点0.5%地卡因3次，以做表面麻醉，用尖刀将结石一一挑出，甚或刮除。仍继续敷贴唐氏涂睑膏。③预防：同土疳。

3.椒粟疮 ①轻症，用自制沙眼洗剂（方见132页）。②重症，先点1%地卡因3次（3分钟一次），将睑翻开，用秃刀把椒疮划破，有点状出血后，以消毒纱布擦干，立即点0.5%金霉素眼药水，日6次，夜敷唐氏涂睑膏。如此7日做一次，反复数次，待病将愈时，再用自制沙眼洗剂洗目，至痊愈为度。③注意事项：A.有急性炎症者，不可进行手术。B.操作前后应注意消毒。C.操作时不可用力过猛。D.本手术只适用于视盘肥大、滤泡增多的沙眼症。④预防：参见总论"预防"一节。

4.外翻及内翻倒睫 ①有疤痕的睑外翻，用1%~2%奴夫卡因1毫升局部浸润麻醉后，翻转眼皮，用小手术刀将疤痕全部切除，点0.5%金霉素眼膏于眼内，用手将睑皮合闭，再外敷自制涂睑膏（方见133页）或唐氏涂睑膏。②内翻倒睫，以0.5%奴夫卡因点3次，表面麻醉后，翻开眼皮，用三棱针将其瘀血放出，内点金霉素眼药水，外敷自制涂睑膏或唐氏涂睑膏。如无内翻的少数倒睫，可暂时连根拔除，并予以自制肉轮主方（方见132页），以冀根治。

5.胞肿如桃、风赤疮痍、睑弦赤烂 用透骨草、蒲公英、白鲜皮、地骨皮各30克，苦参18克，蛇床子10克，水煎去渣过滤，乘温闭目外洗，日数次。夜卧时用消毒棉蘸药水盖目上。烂甚者，可用枯矾末少许，加入此药水内，搅匀外洗及夜敷。

6.眼皮红痹 桑叶、菊花、地骨皮各30克，当归12克，红花3克，川椒1.5克，水煎去渣闭目外洗，日数次。或用5%鱼肝油酸钠局部注射。其用量之多少，可据红痹片的大小酌情而定，但一般量是每次1毫升。亦可考虑冷冻等疗法。

【编者按】

上文"症状鉴别"之十许种证候系作者张望之老师所述之肉轮病，比照西医眼病分类，涉及多数眼睑病及部分泪器、结膜疾病。为便于理解，谨对上述"症状鉴别"之证候，再做一个简要的提示性的引申性说明。

1.土疳（麦粒肿）

类于急性睑腺炎，为眼睑内腺体的急性化脓性炎症。多因葡萄球菌感染所致。

本病可分为内、外麦粒肿两种。其中，外麦粒肿：为睫毛毛囊及其附属皮脂腺和汗腺感染而引起。内麦粒肿：为睑板腺感染所致。

2.胞生痰核（霰粒肿）

类似睑板腺囊肿，为睑板腺的慢性肉芽肿性炎症。如果本病发生于睑缘部者，则呈暗红色小肿块，与皮肤不粘连，有时突出于睑缘，称睑缘部霰粒肿。

3.胞肿如桃

本书本症，大多涉及和观照到以下眼病，例如：①眼睑疖肿，乃为毛囊及其皮脂腺的急性化脓性炎症，多由葡萄球菌感染所致。发于眉弓部者，称"眉棱疔"，"眉心疔"，均属颜面"疔疮"范围。②眼睑蜂窝织炎及脓肿。此为眼睑皮下组织弥漫性化脓性炎症，多为葡萄球菌感染所致。亦称"眼痈"。③眼睑丹毒。此为眼睑皮下网状淋巴管的急性炎症。多由溶血性链球菌感染引起。病变扩展，可致化脓性眼眶蜂窝织炎、海绵窦血栓形成及脑膜炎等严重并发症而危及生命。后期也有形成慢性淋巴管阻塞，使皮肤粗糙肥大，形成所谓的象皮病。④眼睑炭疽。此为一种急性坏死性无痛性炎症，系炭疽杆菌感染所致。初发时皮肤出现红色斑丘疹，继则成为大疱，内含黄红色液体，疱破溃后可见深部组织坏死，出现焦痂和肿胀，症候凶险，又称"疫疔"。⑤眼睑牛痘。多为小儿接种牛痘后，用手搔抓，管护不当引起。表现为局部高度红肿，出现疱疹，疱疹渐次增大，中央凹陷，疱浆由清而浊，以致化脓。中医又称"痘风疮"。可参照本书"痘疹攻目"一节。⑥急性泪腺炎。常发于小儿或青年，多单侧受累。凡是细菌感染引起者，多形成化脓性泪腺炎，如急性睑部泪腺炎；急性眶部泪腺炎；急性全泪腺炎。而病毒感染所致，多为非化脓性泪腺炎，一般双眼发病，症状较轻，易于消散，预后良好。

4.眼皮外翻（睑外翻）

书中眼皮外翻，其实也涵盖了睑内翻的治疗。主要类于眼睑、眼内炎症而引起的痉挛性睑内翻和睑外翻。涉及西医的结膜角膜炎、倒睫、结膜水肿肥厚、眼球突出等疾患。多类于中医的"睥翻粘睑""风牵出睑""倒睫拳挛"。

还有一种睑外翻，相当于"麻痹性睑外翻"。该症常伴发于面神经麻痹，是面神经麻痹的一个症状。

5.风赤疮痍（睑皮炎、眼睑湿疹）

本症类于以下几种眼病，例如：①眼睑热性疱疹。该病系由单纯疱疹病毒引起，常伴口、鼻部疱疹。②眼睑带状疱疹。此为水痘—带状疱疹病毒引起。初次感染常见于儿童，症状比较隐蔽或仅表现为水痘。病毒侵犯三叉神经第一、二支时，引发眼睑带状疱疹。③眼睑接触性皮炎。主要指眼睑皮肤接触外界某种致敏物质后，在接触部位发生的炎症反应。④眼睑湿疹。也是一种过敏性皮肤病。

由于以上风赤疮痍的病症，在发展过程中，多有可能侵犯结膜、角膜，故还应参照本书气轮病、风轮病治法。

6.椒、粟疮（沙眼）　椒、粟疮的主体，就是沙眼。还有以下病证也要进行关联性注意。

包涵体性结膜炎，本病临床上分为成人性及新生儿性包涵体性结膜炎两种。该病是一种性源性的急性或亚急性滤泡性结膜炎，其病原体为沙眼衣原体。此种衣原体可引起宫颈炎及男性尿道炎，通过自身的分泌物而传播至眼部，亦可由污染的游泳池水而间接感染。新生儿则在产道中受到感染。

实质性结膜干燥症，又称"白涩症"。干燥症其实分多种，由自身免疫性疾病引起的"特发性泪腺萎缩"，又称干燥综合征或sjogren综合征。属于中医的"神水将枯""眼球干燥"类。还有因为沙眼引起的实质性结膜干燥症。

以上中医均有精妙治法和良好疗效。

7.睑弦赤烂（睑缘炎）　又名风弦赤烂，俗称红眼边，烂眼皮。中医相关病名亦有眦帷赤烂，目眶岁久赤烂，迎风赤烂，风沿烂眼，胎风赤烂，疮风眼等。西医大致分为：①鳞屑性睑缘炎（"风弦赤眼"，"迎风赤烂"）；②溃疡性睑缘炎（"睑弦赤烂"，"烂弦风"）；③眦部睑缘炎（"眦帷赤烂"，"烂眼角"）。

8.倒睫卷毛　又名内翻倒睫，简称倒睫。一般本症西医多称"痉挛性睑内翻"，且认为痉挛性睑内翻，多由于结膜角膜炎、倒睫等刺激角膜引起。

9.眼睑结石　形成于湿热郁结之处。针对眼睑结石，先化其湿热郁结以治本，再择情手术挑出，可奏全功。

10.胞虚如球（眼睑水肿）　本症类于眼睑血管神经性水肿，为皮肤荨麻疹的一种特殊类型，即所谓巨型荨麻疹。一般认为是多重因素叠加引起的过敏性皮肤病。男女均可发病，以青春期多见，常为双侧性。

11.上胞（上睑）下垂　又名睑废。本症一般分先天性和后天性两大类。先天性者多为动眼神经核或提上睑肌发育不良所致，与先天元阳不足有关。往往采取中西医结合，手术与中医药方法结合调治。

后天性者，常见以下几个原因：①动眼神经麻痹；②颈交感神经麻痹；③重症肌无力性；④外伤性；⑤癔症性等。总的来说，多与阳气不振相关。

12.胞轮振跳（眼睑痉挛）　俗名眨巴眼。本书之胞轮振跳，宜应分两个方面看。一个方面是"阵发性眼睑痉挛"，另一个方面是"瞬目过频"症。

其中，阵发性眼睑痉挛多称"胞轮振跳"或"目瞤"。特点是眼睑呈不自主地、阵发性抽搐，无端地跳动，不影响睁眼。重则睁眼困难，甚则并发面肌痉挛，少数晚期可以形成患侧肌肉轻度萎缩和面瘫。有的病例，发生于面神经麻痹之后，现代医学认为病因不明。

关于"瞬目过频"症，有称"习惯性眼睑痉挛"。中医归为"小儿目劄""目连札"，俗称"挤眼"或"眨眼"。主要与小儿饮食不节，食积疳积相关。治法可参照本书"目劄"一节。

13.眼皮红疹（血管瘤）

眼皮红疹与"眼丹"不同。"眼丹"一症归于"胞肿如桃""眼痈"之类。

中医素有"同病异治""异病同治"之论。张望之先生的肉轮主方，用来加减治疗多类"异病"，值得学者结合临床，细心揣摩。

（二）血轮病

该轮病证，主要分为四种。其症状鉴别如下。

【症状鉴别】

1.眦生赤脉

症状：大眦或小眦生出赤色筋脉，有的贯布气轮甚至蔓延风轮，有虚实两种类型。其脉粗大，色多深红，痒涩刺痛，眵多干结者，为实证；其脉细如丝或如歧枝状，色多淡红、微痒不痛者，为虚证。

2.胬肉攀睛（翼状胬肉） 又名攀筋。

症状：眦角赤瘀胬起，如一块三角形带血管的肉片，向气轮伸展。侵入风轮者，叫攀睛；未侵入风轮者，称胬肉。本症多发于眼内眦，也有单眼内外眦同时发病，甚至两眼均生此症。此症可分为急、慢性两种。急性者，胬肉红赤明显，自觉有异物和灼热感，且有少许眵泪，或微有痒涩感，胬肉头尖呈灰白色；亦有黄赤如脂、澡润发展迅速者；亦有每逢睡眠不足胬肉突然布满赤脉，不久赤脉消退者，均属实证。慢性者，胬肉无明显红赤，头钝圆，似白色薄膜，往往经过一两年才进行发展，并有停出不进展者，属虚证。

3.流泪

症状：本症古人立名颇多，归纳起来，不外冷泪和热泪两种，均属广义流泪范畴。其中热泪大都为其他眼病兼有症候，兹不论述。现仅介绍冷泪症候。该症眼睛不红、不肿、不痛，时而流泪，泪液清稀，且无热感，冬季较重，迎风更甚（证、治可参本书"流泪症"一节）。

4.眦漏（泪囊炎） 又名漏睛疮，俗称眼漏。

症状：有脓液与黏浊泪水，混合从大眦渗出。分为急性、慢性两种。慢性者：初起无脓水，分泌物不多，久则泪液黏稠，自觉内眦部即睛明穴下方处胀感不适（泪囊区），有轻度肿胀隆起，其皮肤颜色不变，用指压迫之有脓液等分泌物从内流出，故称为眦漏，俗称"脓漏眼"，属虚证。急性者：其脓汁色黄较稠而腥臭，内眦睛明穴附近皮肤红肿，有豆大或如枣大包块隆起，硬实疼痛拒按，甚者波及眼睑，称为眦漏疮，且间有自行破溃而愈者，为实证。若反复发作，伤口难以愈合，则易形成瘘管等虚实夹杂之症。

【病因病理】

大眦属心，心属火（动），主血脉，赖肾水（静）以上济。心肾相交，动静相合，则血轮无病。所以《素问·五脏生成篇》："心之合脉也……其主肾也。"若肾水不足，不能滋养心阴以制火，火邪上冲于目眦，则眦生细脉如丝，其色淡红；若兼嗜食五辛，或风热外袭，风火合炽，则赤脉粗大色深红，或者阻塞泪窍及其经隧（泪道），以致泪水外溢，若兼情志抑郁、忿忧动肝、气血不舒，则赤脉如缕，根生胬肉而攀睛。若火邪亢盛，壅于目眦，蕴蓄日久，经络郁阻，血液环流不畅，则形成眦漏、瘘管等疾患。

综上所述，血轮四种类型，均系心经火邪、情志抑郁或兼风热所形成。宜用一主方分别虚实、灵活加减而统治之。

【治则】

清心凉血解毒，佐以驱风。

方药：自制血轮主方。

淡竹叶30克，山栀子10克，荆芥穗12克，牡丹皮24克，陈皮10克，茺蔚子18克。

方解：竹叶甘淡微寒，上清心肺之火，下理小肠膀胱，能导心火下行从小便而解，为方中之主药。栀子苦寒清降，能清心肺三焦之火而凉血。芥穗辛温，芳香气烈，轻扬疏散，理血行滞，用于头目疮肿尤为相宜。丹皮苦寒清血热，辛散行瘀血，且气清芬芳透达，凉血而不致瘀滞，活血又不致妄行，协同茺蔚子为清热凉血、活血通滞之良品，血轮疾患之要药。参以陈皮，乃借以调气，且防苦寒而伤中也。

加减：

脉细小、色淡红者，主方加寸冬、女贞子。脉粗大、深红者，主方加川黄连、薄荷、木通。

若已形成胬肉或攀睛者，主方加香附、桃仁、二花、薄荷。

若患赤脉、胬肉攀睛，兼拳毛倒睫而白珠红，经年累岁不愈者，乃初起时失治或误治，久而变为正虚邪存之症。此时主方不当，外治无益，宜久服陈士铎磨翳丹加减（蕤仁2斤，甘菊花、当归、生白芍各1斤，陈皮2两，柴胡3两，潼州蒺藜2斤，白芥子5两，升麻5两，竹叶6两，茯神半斤，各为细末，蜜丸，每早晚白开水送下5钱，至愈停服）。

流冷泪者，主方去丹皮，加蕤仁肉、黑豆皮、防风、巴戟天、大熟地、山萸肉、炙甘草。

成眦漏者：①急性未溃（外观可见肿核红赤坚硬），主方加黄芩、黄连、白芷、金银花、连翘。②急、慢性将溃（外观眦部肿核变软），主方加当归、白芷、穿山甲、皂刺。以上二者，在用手指压时，宜轻轻按拭，勿用力过猛,以免感染扩散。③急、慢性已溃(指压眦部有脓液流出或时自行流出),宜扶正祛邪佐以排脓除湿。宜主方加参、芪、白芷、云苓。若流黄脓有臭味者,宜再加黄柏、金银花;若已成瘘管者,宜再加白蔹30克。④凡溃后多年,眦部不红不热、不肿不痛或微肿稍痛、只流稀液或清水者,为气血虚寒、残邪未尽。法当补正温通,以祛残邪。宜主方去丹皮、陈皮,加参、芪、归、芎、熟地、鹿角胶、肉桂、麻黄。愈后不敛口或已形成瘘管者,可再加白蔹。⑤若有虫自漏中外出者,仍宜按眦漏治疗法。用主方加芜荑等,漏愈则虫灭。

附 外治法:

1.眦生赤脉粗大深红,有刺痛感者 用三棱针经消毒后,浅刺内上迎香穴(手法见下5)少量出血。待血不滴时,用消毒棉蘸蒸馏水浸湿,拭净鼻内血液,再将消毒眼药水滴鼻内数滴。另外用黄柏、白蔹各等分,水煎去渣待冷,闭目湿敷于眼皮外面,日2~3次,每次5~10分钟(此方亦可用于胬肉初起)。

2.胬肉攀睛属于急性者 ①用针深刺内上迎香穴放血。待血不滴时,拭鼻,服自制攀筋方(见137页)。②用少许炉硝散(羌活、防风、黄芩、菊花、蔓荆子各9克,川芎、白芷各6克,煅炉甘石研细15克,火硝研细0.24克,冰片0.03克。先将前七味药煎成稀水液,去渣过滤,再煎成浓液如稠糊,随即再加入后三味甘石、火硝、冰片,量稀稠加入凡士林,调匀备用),涂于胬肉表面,每日2次,5日为一个疗程。注意:在涂炉硝散时,宜先点1%地卡因2次,每隔3~5分钟一次。③因该症手术后易复发,在必要时方可手术。手术法:在进行手术前,手术部位及所用器械与医者的手先严格消毒。以1%地卡因点眼3次,每隔3分钟一次,然后用消毒棉棒蘸雄黄散(雄黄9克,白矾3克。分量务要准确,共研极细粉备用)少许,点在胬肉上,至胬肉呈水肿状浮起时,速用镊子轻轻把胬肉夹起,向鼻侧撕拉,然后用剪刀从根部剪断,再用镊子夹住残留部分,用刀起净。术后点入金霉素油膏一类药物,并用消毒纱布包扎好,每日换药一次,3~4天后可去掉纱布。如条件不备,可用生白矾用水温化后,以消毒棉或新毛笔蘸之拭洗胬肉,至胬肉隆起,用针钩钩起剪去亦可。术后点药、包扎同上,并须忌食腥辛。如果术后出血不止,可在出血口处塞自制1号止血散(方见135页),待血止后,再点金霉素药膏一类药物。

3.流泪者 ①桑叶、菊花各30克,水煎乘热先熏后洗,有热者再加金银花

30克。②鲫鱼胆汁适量，新鲜人乳汁适量，共调匀用少许点眼，每日2~3次。③用毫针在火上烧红稍冷后（以不灼伤皮肤肌肉为度），刺入睛明8分深，留针15分钟，起针后避风二小时许。此法用于迎风冷泪者最佳，眼有热者勿用。④若内服外治均无效，可做泪道冲洗，以了解泪道功能情况。若系泪道狭窄或阻塞者，可做泪道探通术或手术治疗。

4.眦漏症　①未溃者属实证，宜直刺内上迎香穴出血，针刺前后操作法见外治法中"眦生赤脉"一节。另在患眦外部肿核处，敷贴自制消肿膏（方见133页）。或用马齿苋捣成浓汁外敷。②已溃者多属邪实正虚，用公英30克，连翘、黄柏、苦参各12克，金银花、丹皮、白芷各10克，水煎滤净药渣乘热熏洗，每日早晚各一次，每次半小时。每夜洗后，用生石膏10克，西滑石20克，玄明粉30克，冰片少许，共为细粉，入瓶备用。用少许涂于眦部漏处，每日涂3次。③眦漏久不愈者，是正气已虚，残邪犹存。A.金银花、当归、白蔹各30克，连翘、赤芍、黄柏、大黄、透骨草、煅石决明、蛤蟆草、苦参、甘草各10克，水煎滤净药渣，乘热熏洗患处，每日早晚各一次，每次30~60分钟。至夜，于漏口处插入乌金膏（明矾30克，好米醋一碗半，共入铜锅内文武火熬干，取出去火气，研细至无声，用浓米油和匀做条晒干，用时量漏之深浅插入）。已形成瘘管者，治法同上。B.若内服、外治均无效，可考虑手术治疗。

5.针刺内上迎香穴手法　先令患者呈坐位，闭目平视向前，头后部紧靠墙壁。医者先用左手拇指，捺住病者患眼侧鼻部梨状窝边缘，然后右手持长约五寸许之消毒针，从患侧鼻孔、靠近鼻中隔（鼻梁骨）缓缓进针，约至鼻骨后方内上迎香穴下，刺入鼻黏膜内约1.5毫米，稍停针。然后将针柄轻缓稍向下压，使针尖始终保持在鼻黏膜内，待针体与鼻背保持平行时，向上刺进。病重者刺过睛明穴水平线上缘；病轻者，刺到睛明穴水平线下缘，均不留针。针退出后，使患者头低下，任其鼻中血往外溢滴，至血不滴时，令患者自己拇指捺住没针刺的鼻孔，用力向外擤出瘀血块，继用消毒之干棉花少许塞入鼻孔，预防感染。数小时后，棉花可取出。

说明：若双眼有病，可同时依法先后针刺。此针意义取自《审视瑶函》。

【编者按】

张望之先生所述血轮病，涉及西医的结膜病、泪器病，兹从上之"症状鉴别"方面，做个延展性简要叙述，以利学者进一步探讨。

1.眦生赤脉

又类于中医的赤丝虬脉。多见于西医之慢性卡他性结膜炎。它既可能是由急性卡他性结膜炎转变而来，也可由风沙、粉尘刺激、睡眠不足、烟酒过度或睑缘炎、慢性泪囊炎、视力疲劳、屈光不正等引起。

2.胬肉攀睛（翼状胬肉） 又名攀筋。

此乃结膜下以及角膜表面的增殖性病变。

3.流泪

此乃涉及西医的泪器病，包括功能性溢泪症，以及泪道功能性障碍所引起的现象。诸如泪道狭窄、阻塞或老年性溢泪症。

作者在此重点论述冷泪的证治。因为这是血轮病，血轮归于中医的"少阴经"，少阴经主心肾。故冷泪的证治是从少阴心肾的功能调整论述。

在本书120页也有专论"流泪症"，该论证则是以肝气为主导的角度谈流泪。两种论述可以互参，体察精妙。

4.眦漏（泪囊炎） 又名漏睛疮，俗称眼漏，此证亦属西医的泪器病，分急性、慢性两种。

以上结膜、泪器之病，张望之先生主张果断使用他创制的"针刺内上迎香穴"疗法。该针法起于明代，后濒于失传。张望之先生深入发掘运用此针法，治疗各种疑难眼病，往有立起沉疴之效。

（三）气轮病

气轮，按生理解剖部位来说，约在球结膜和巩膜的前部。本轮疾患，以白睛红热不舒为特征。古人把它分为暴风客热、天行赤眼、金疳、火疳、白膜侵睛、白睛溢血、白睛涩痛、赤痛如邪等许多病型。

我认为要依据自觉症状（痛苦），分析病因，弄清病理，不必拘泥于病名，否则欲明而反晦。

【症状分析】

白睛属肺，肺有积热，无权宣降，故白睛红热不舒；若兼风火则作痒；寒束热郁则作痛；兼湿则肿可见白膜隆起；湿兼伏火则涩痛不红（害白眼），挟燥则眵干而目涩；中暑则气阴两伤目作眩；火盛则白珠深红隆起，高于乌珠，燥热伤及肺络，可见白珠上或点或片，色如胭脂，名为白睛溢血症（球结膜下出血）。时邪热毒生疮疡，则见白珠生有圆形粒隆起，且发病急，易传染。若系肺肾阴亏，虚火为患，则白睛微红兼视昏，脉细数，舌无苔。

【病因病理】

白睛属肺，肺外合皮毛，主一身之表。内主清肃而恶燥，与大肠相表里，经气互为贯通。若嗜食辛辣，阳明燥热偏盛，致使肺有积热，郁而不宣；或肺素有伏火，兼受外邪侵袭，内外合攻，致成气轮之病。

且"肺为华盖，位复居高……受百脉之朝会也"（王冰）。而各脏腑之火邪，皆能循经上冲于肺而致病于白睛。故张从正有"白轮变赤，火乘肺也"之说。

余历经实验，该风轮症不论火热燥胜，或是风寒外闭，总之皆属肺热所形成。常用一方而统治之。

【治则】

清理燥金。

方药：自制气轮主方。

生石膏30克，西滑石、桑白皮、茺蔚子各12克，山栀子10克，霜桑叶30克，牡丹皮24克。

方解：本方是综合白虎汤、泻白散、清燥救肺汤的意义加减组成。以石膏清肺胃之燥热，并桑白皮泻肺热、清燥气，使肺气得以肃降下行。茺蔚子、丹皮清肝热、凉血活血、散瘀解毒行滞气，滑石利诸窍、除湿热。栀子泻肺中之燥火，解心中之客热，通利三焦。桑叶轻清发散，上助肺气宣散之力，甘寒清润；下滋肝胆且辅丹皮以凉血。水煎温服，热清火泻，风祛湿除，血活毒解，则肺之宣散肃降功能正常而气轮疾患便尽获痊愈。如再随症加减，则取效更捷。

加减：眼红原系气轮疾，主方不动最适宜。

紫红，加黄芩、公英；浅红，加麦冬、熟地（主方去石膏、栀子、桑皮）。

兼有青色，加胡连；若兼黄色，茵陈效果奇。

兼疼，加荆防；若无表证易三七。

肿胀，加薄荷；瘙痒，加蒺藜。

时邪疮疡，加金银花；中暑目眩，加参芪（主方减桑皮）。

湿挟伏火、砂涩疼痛，主方加重西滑石。

眵干，加寸冬；腐烂，加骨皮。

白珠深红、隆起，加木通、川羌、白芷、中吉，主方重用牡丹皮。

白睛生有点片，色如胭脂赤，加茜草、茅根、生地、田三七。

口渴，加花粉；便干，加中吉。

若值夏季节，白瓤西瓜可代替（主方）。

此乃加减之大法，临症变通勿拘执。

附 外治法：

1.气轮紫红者 浅刺内上迎香穴出血（见血轮病外治法5）。若白睛紫红隆起高于风轮者，宜深刺内上迎香穴放血，再用新针疗法，主穴：晴明、太阳。备穴：眉中。或用黄连西瓜霜眼药水（方见134页）点眼，日3~6次；或用蒲公英、霜桑叶各60克，水煎先熏后洗，日2次。

2.白珠隆起，色不红或微红 用川羌、菊花、桑叶、苍术、防风各30克，水煎先熏后洗，日2次。

3.红、肿、疼 金银花、蒲公英各60克，桑叶、菊花、透骨草各30克，川羌15克，黄连、黄柏各10克，水煎过滤，乘温洗眼。日3~4次。

用自制消肿膏（方见133页）敷患处。甚者，可针刺内上迎香出血，并取耳后静脉（耳尖处），用三棱针点刺，挤出血2~3滴，每日1次（针前皮肤消毒）。

白茅根30克，菊花15克，水煎当茶饮；或饮青茶。

针刺攒竹、晴明、太阳、合谷、太冲。每日1次，中等度刺激。

亦可选用抗生素眼药水或膏点眼。

4.瘙痒 白蒺藜、苦参、薄荷、白鲜皮、红花、川芎、透骨草，水煎，去渣，乘热先熏后洗，早晚各1次，洗时闭目。

5.白睛溢血 透骨草、红花、当归、赤芍、三七参，水煎去渣，乘热用消毒棉或纱布蘸此药水，闭目覆眼上，凉即换，日2～3次。

【编者按】

作者论述的气轮病，主要涉及西医的多数球结膜炎症和部分巩膜炎。

兹根据作者的自制气轮主方加减的论述，做一个提示性引申性说明。

1.关于主方加减的"紫红，加黄芩、公英"

这一加减，所涉及病症，多指向"急性卡他性结膜炎"（暴风客热），俗称"暴发火眼"。也涉及"假膜性结膜炎"（"气壅如痰"症）。致病菌常为柯-魏杆菌、肺炎球菌、葡萄球菌和流感杆菌。多发于春秋季。症多见自觉流泪、眼异物感和灼热感，眼睑肿胀；结膜明显充血水肿，有时伴有结膜下斑点状出血，或在睑结膜表面形成假膜，有较多黏液脓性分泌物，重症者可累及角膜。其中链球菌感染引起的角膜炎坏死，会造成视力损害。

以上又称为"暴风客热"，俗称"暴发火眼"。

"浅红，加麦冬、熟地（主方去石膏、栀子、桑皮）"。此症多指向慢性卡他性结膜炎。患者多主诉眼发痒、干涩、刺痛、异物感、眼睑沉重及疲劳等。一般亦无角膜血管翳。以上多归中医"白涩症"或"赤丝虬脉"范围。同时可参考本书"血轮"治法。

如果白睛紫红，且有圆形或椭圆形的结节样隆起，或与妇女月经来潮相关，便要考虑巩膜炎（火疳）问题。也参照上法论治。

2.关于"兼有青色，加胡连；若兼黄色，茵陈效果奇"　此处加减，提示要在临床上超前关注巩膜炎问题。凡是深层巩膜炎的晚期，会明显出现白睛青蓝。中医称为"白珠俱青""火疳"。但超前用药，予以"截断"，十分重要。同时可阅读本书"白珠青蓝"一节，以备参考。

3.关于主方"兼疼，加荆防；若无表证易三七，肿胀，加薄荷；瘙痒，加蒺藜。时邪疮疡，加金银花；中暑目眩，加参芪（主方减桑白皮）；湿挟伏火、砂涩疼痛，主方加重西滑石"

以上加减法，对各种气轮病，包括表层巩膜病，都可以随症加减使用。

以上加减法对"春季卡他性结膜炎"（"时复症"，"痒若虫行"），"药物过敏性结膜炎"，"泡性结膜角膜炎"（金疳），亦有良好作用。

4.关于主方"眵多，加寸冬；腐烂，加骨皮"

此处方法的指向，不但适合结膜炎，也适合向"前部巩膜炎"延伸。其中对"坏死性巩膜炎""穿孔性巩膜软化症"，在治疗上要善于早用"截断"方法，即早用地骨皮类的药物。

5.关于主方"白珠深红、隆起，加木通、川羌、白芷、中吉，主方重用牡丹皮"

这一病症，首先多涉及"淋菌性结膜炎"（"暴风客热""眵泪不禁""眵泪粘脓""脓漏眼"）。这是一种烈性化脓性结膜炎。病原菌是奈瑟淋球菌，传染性极强，多双眼发病，病情严重，脓性分泌物多，易形成角膜病并发症。故应参考本书中的风轮病、肉轮病治疗。黄芩、公英类都要用。

新生儿的淋菌性结膜炎，症状大致与成人相同。

还有一种情况，即类似中医说的"火疳"，属于前表层巩膜炎。均可按主方加减法延伸论治。

6.关于主方"白睛生有点片，色如胭脂赤，加茜草、茅根、生地、田三七"

以上涉及的症状处理，分几种情况，即一、如果是针对无菌性的眼结膜下出血（"白睛溢血"），可以直接依照上述的加减法。二、如果涉及"流行性出血性结膜炎"，该病乃"天行赤眼"，俗称"红眼病"，就要根据气轮主方及上述的"暴风客热"的加减法论治。

一般来说，细菌性或衣原体感染的眼病，眼睑分泌物多为黏性脓性。病毒性感染的眼病，眼睑分泌物多为水样或浆液性。过敏性眼病，眼睑分泌物多为黏稠丝状分泌物。

治疗气轮疾患，张望之先生非常注重使用"针刺内上迎香穴"的刺血疗法，这是经典的绝妙针法，值得继承发扬。

（四）风轮病

本轮疾病，按现代医学说，包括角膜、虹膜、睫状体等疾病；按祖国医学眼科学有多种类型的记载，如聚星障、混睛障、花翳白陷、黄液上冲、凝脂翳、蟹睛眼、旋螺尖起、疳积上目、冰瑕翳、云翳、白斑等。

余历经实践验证，疮疡（角膜炎之类）是本轮的一个主要症状，其他症状均系主症演变形成。兹阐述于下。

【症状鉴别】

1.主症　黑珠混浊、浸润，有点状、片状或条状，其色灰白或微黄的疮迹（角膜炎），重则疮迹溃破，中间凹陷（角膜溃疡）。

2.变症　初期除主症外，多伴有羞明流泪，涩磨疼痛，或有眵糊、头痛、眼皮肿胀、白睛发红及赤脉等。有的疮形如星，或聚或散，名为聚星障，有的黑珠深层隐隐出现一片灰白色的混浊翳障，名之混睛障（角膜实质炎）；有的细小点连缀，形似树枝（树枝状角膜炎）；有的形似碎米、萝卜花，或如散在花瓣，中间有陷坑，连缀风轮周围与白睛交界处，名之花翳白陷；有的在黑睛内瞳孔下方，出现黄白色的半月形翳，向上发展，名为黄膜上冲（前房积脓）；有的翳形肥厚，在风轮深层，初起色白，继而白黄混如脓，似鸡脂一块，名为凝脂翳。总之均为风轮疮主症的演变症。

若进一步恶化，则风轮被穿破，使睛内神膏从破处绽出黑颗，小如蟹目、大如黑豆，名为蟹睛眼（包括虹膜脱出）；甚则形如旋螺，其名旋螺尖起，疼痛难忍，成为风轮极危之疮症。而这种危症，小儿的疳积上目（角膜软化症），亦可形成同样的结果。

为了把握住变症的鉴别，还须注意以下四点：①以上风轮诸证，凡是疮处有塌陷凹坑者，均是成脓已溃（角膜溃疡）。②凡是疮症将愈，或炎症消失而出现色白如冰者，名谓冰瑕翳，或如将雨之云，称为云翳；若云厚成块，色白而暗如瓷石，名为宿翳，又谓白斑。这些均属风轮疮之后遗疾患。③由外伤诱因形成此症者，亦属热毒。④椒、粟疮（沙眼）引起的一种并发风轮症：其症初起时，黑睛上缘略赤混浊，微细赤脉分布其间，逐渐向下蔓延，名为赤膜下垂。又有一种白灰稍赤之膜，如同窗帘下落，名为垂帘障。上述两症，重则赤膜变为混浊红色，甚则掩盖风轮全部，名为血翳包睛。赤膜下垂虽系椒、粟疮所引起，但究其成因，包括垂帘障在内，概属风热毒邪导致气血凝滞而使然，且症已侵及风轮，故附列于此，与风轮疮一并论述。

【病因病理】

风轮生疮，病本在肝。肝以血为体，以气为用，开窍于目。血宜冲和，气宜条畅，若忿忧暴怒，情志抑郁，则血不冲和，气失条达，瘀结而化火。火盛则血热，上攻于目则生疮（角膜炎），羞明涩磨疼痛，且肝主风，内居相火，其性善动，复受外界风热侵袭，故疮迹或聚或散成为聚星障。大眦属心，心主血脉，心火激动肝血，则眦生赤脉；白珠属肺，肝火犯之则发红而流泪；若肝胆风火过盛，肺经燥热蕴积，加之风热毒邪外侵（包括外伤后细菌或病毒感染），三者燔灼，便"热胜则肉腐，肉腐则为脓"，酿成风轮病之重症，每多恶化，变症蜂起，演化不一。如出现混睛障、黄膜上冲、凝脂翳等；甚则致成风轮溃破（角膜溃疡）、花翳白陷等症。

若热毒盛风轮则穿破，睛内神膏绽出，则可形成蟹睛、旋螺尖起等疼痛难忍的风轮极危之疮症。

另外，小儿疳积上目证亦可形成风轮各种疮症（详见"小儿目疾"）。

总之，风轮疮的形成，不外风、火、热、毒四字。但亦有少数由寒所致者，因寒为阴邪，其性收引，抑阳而滤血，血凝日久则成疮，虽然为数不多，而亦当注意于斯。

【治则】

主症宜清热解毒，佐以活血；变能宜再兼顾其现状。

方药：自制风轮主方。

元参40克，黄柏10克，金银花30克，芜蔚子15克，三七参1.5克（外包，冲服），生甘草3克。

方解：元参下滋肾阴、润肝燥以凉血，上清肺热、制心火而解毒，为风轮疮之主药。黄柏清热燥湿、泻火解毒。金银花甘寒清热不伤胃，芳香透达不遏邪，乃宣散风热清解血毒之要药。芜蔚子辛甘微寒，散热活血，能引诸药入心肝以解毒。三七参化瘀血，消肿痛，解血中之毒素，力宏效捷。甘草和诸药清火毒调补中气，以免苦寒损伤脾胃。合为风轮清热解毒之主方。用该主方加减以统治风轮疮症，其获愈者为数居多；至于只能解除痛苦而不能痊愈的蟹睛眼、小儿疳积上目证后期、宿翳等，有的系患者失治或前医治之不当使然，而本方不负其咎。

加减：

1.聚星障　主方加桑叶、菊花、丹皮、白蒺藜。

2.眦生赤脉　主方加栀子、丹皮。

3.白珠发红　主方加麦冬、桑叶。甚者再加生石膏；有泪者加胆草。

4.混睛障　主方加丹皮、菊花。

5.小疮点连缀成条（树枝状角膜炎）　主方加丹皮、寸冬、菊花。

6.花翳白陷　主方加当归、连翘、沙参、白芷、羌活。

7.黄液上冲　主方加生石膏、桔梗、白芷、生苡仁、黄芪、大黄（少许）。

8.凝脂翳　主方加羚羊角、白芷、穿山甲（土炒）。

9.蟹睛眼、旋螺尖起　主方加羚羊角、党参、白芷、当归、茯苓。

10.小儿疳积上目证　见本书"小儿目疾"。

11.由沙眼引起的并发症　赤膜下垂症，主方加丹皮、黄芩、香附、薄荷；若系垂帘障再加黄芪，去黄芩；血翳包睛症（重度角膜血管翳），主方加黄连、丹皮、香附、桃仁、公英。

12.凡疮形在点、片或条状上有凹坑者　不论凹坑大小，均属正虚邪盛，化脓已溃（角膜溃疡），宜主方加参、芪、苓、术、熟地、归、芍，减去芜蔚子。如不及早控制，风轮最易溃烂穿破，成为蟹睛、旋螺尖起等极危症。若系虚寒者，亦可用上方加制附子、白芷等，去黄柏、金银花，并将元参减量。

13.角膜云翳　明亮如冰着，谓之冰瑕翳。宜主方减黄柏，加云苓、蝉蜕、白蒺藜、升麻、制附子（少许）。如将雨之薄云者，主方去黄柏、三七参，加苍术、云苓、蝉蜕、木贼、升麻。

附　外治法：

1.聚星障　①眼浴疗法，用大青叶60克，加水适量，煎汤去渣熏洗15~20分钟。②白花蛇舌草、鹅不食草、花生叶各等份，共捣烂，置两手诊脉处（寸口）一晚。③黄连30克，烧酒60毫升，冰片1.5克。先将冰片入酒内，用酒一半量浸黄连半天后，可将余酒30毫升加入，用火点燃烧酒，待火自灭，用剩下之溶液点眼。④桑叶、金银花、野菊花、板蓝根各等份，水煎熏洗患眼，或做湿热敷，每日3次，每次10~15分钟。⑤新鲜猪胆汁用生理盐水稀释成0.25%~0.5%溶液点眼。⑥每日针刺睛明、风池、合谷各1次。

2.花翳白陷、凝脂翳　①针刺合谷、曲池、太阳，每日1次，强刺激。②可考虑用阿托品眼药水点眼，做充分扩瞳，以免伤及瞳神（虹膜后粘连）。

3.黄液上冲（前房积脓）　用黄连4.5克，黄柏、秦皮各9克，甘草6克，加水300毫升，煎30分钟后过滤，浓缩到150毫升，再加缓冲溶液，以消除刺激性。每2小时滴眼1次。亦可考虑用氯霉素或新霉素液滴眼，每2小时1次。

4.混睛障　眼局部做热敷，并考虑涂抹2%黄降汞软膏，或4%重硫酸奎宁软膏，以促进混浊的吸收。亦可选用0.5%可的松稀释混悬液点眼。在急性发作期每小时1次。

5.疳积上目　见"小儿目疾"。

6.赤膜下垂、血翳包睛（角膜血管翳）：①针刺内上迎香穴放血（见血轮病外治法）。②在大椎穴上方，经消毒后，用尖刀割断大椎穴上方高骨处的纤维，不可超过半分深。术后用消毒纱块包扎。2日后，可照此法再割两侧肩井穴（此法亦适用于椒疮乳头肥大期）。③黄连3克，芦荟1克，硼砂0.5克，清水100毫升，煮沸10~20分钟后，放入消毒过的玻璃瓶内，盖严，静置澄清2日，装入经消毒的眼药瓶中，每日点眼2~3次。④新鲜猪胆一个，蜂蜜适量，牛黄、冰片各0.3克。将蜂蜜装入猪胆中，扎紧胆口，阴干，再加牛黄、冰片，研成极细末，取少许点眼，每日2~3次。此方可点治诸火眼，并且不加牛黄也可。⑤川黄连、西瓜霜各9克，月石1.5克，加水500毫升煮沸，煎成250毫升过滤，洗眼，每日3~4次。此方也可洗诸火眼，如气轮红赤等。⑥用抗生素眼药水滴眼，每日4~6次。

注意：凡风轮疮已出现凹坑者，当慎用或不用熏洗、外点眼药法。

【编者按】

风轮病，本身包括角膜、虹膜、睫状体等疾患。但张望之先生在本书中的风轮病，主要是突出和聚焦在角膜疾病上。同时，围绕角膜疾患，认真观察肉轮、血轮、气轮的变化，做出巧妙的加减用药。

兹仅从书中【症状鉴别】开始，做一些引申性说明，以便学者临床研习探索。

关于"1.主症"。

以"主症"里所说的"疮迹"，大致是指角膜处于发炎的阶段。以在西医的"角膜上皮病"里多见。

角膜上皮病，泛指角膜上皮、上皮基底膜、前弹性膜及其邻近基质层的点状损害。会出现角膜点状上皮糜烂，复发性角膜上皮剥脱，过敏性角膜上皮炎，各种结膜炎并发的角膜上皮病。这个"疮迹"，多类似中医的"白涩症"

之中的状态。如果"重则疮迹溃破，中间凹陷"，则成为角膜溃疡。

关于"2.变症"。

"变症"里主要讲角膜炎、角膜溃疡的变化特征，以及相应的疗法。

现在按照上文，依次指出如下：

（1）"初期除主症外，多伴有羞明流泪，涩磨疼痛，或有眵糊、头痛、眼皮肿胀、白睛发红及赤脉等"。以上症状，又可称"暴赤生翳"，多见于急性卡他性结膜炎的角膜并发症，也频见于其他各类型角膜病中。

一般"眦生赤脉　主方（张望之风轮主方，下同）加栀子、丹皮""白珠发红　主方加麦冬、桑叶。甚者再加生石膏；有泪者加胆草"。

（2）聚星障：聚星障的情况，多见于单纯疱疹病毒性角膜炎、带状疱疹性角膜炎、麻疹性角膜炎、腺病毒性角膜炎、流行性结膜角膜炎等。一般用"主方加桑叶、菊花、丹皮、白蒺藜"。

（3）混睛障（角膜实质炎）：此症类似角膜基质炎，多见于单纯疱疹病毒性角膜炎。可用"主方加丹皮、菊花"。

（4）树枝状角膜炎：多见于浅层型单纯疱疹病毒性角膜炎。可用"主方加丹皮、寸冬、菊花"。

（5）花翳白陷：这时病症已属于角膜溃疡的状态了。多见于蚕食性角膜溃疡、单纯疱疹病毒性角膜炎、牛痘性角膜溃疡、带状疱疹性角膜炎、卡他性角膜溃疡等。可用"主方加当归、连翘、沙参、白芷、羌活"。

（6）黄膜上冲（前房积脓）：这是眼科危急疾病之一种，多见于绿脓杆菌性角膜溃疡、真菌性角膜溃疡、化脓性匐行性角膜溃疡等。可用"主方加生石膏、桔梗、白芷、生苡仁、黄芪、大黄（少许）"。

（7）凝脂翳：较易出现于绿脓杆菌性的、匐行性的角膜溃疡。可用"主方加羚羊角、白芷、穿山甲"。

（8）蟹睛眼（包括虹膜脱出）：此症指黑睛角膜瞳仁部位溃破、黄仁自溃口绽出，其色棕黑，状如蟹眼，周围多绕以赤白翳障，且瞳仁变形，如杏仁、枣核或不规则状，真正溃后反觉疼痛明显减轻了。此症多见于绿脓杆菌性角膜溃疡。此乃正虚邪盛，可用"主方加羚羊角、党参、白芷、当归、茯苓"。

（9）"甚则形如旋螺，其名旋螺尖起"：此症亦属角膜葡萄肿。指黑睛局部呈螺旋样突起，色青黑，周围绕以瘢痕翳障，黄仁嵌入其中，瞳神欹侧或消失。多由上述蟹睛眼转变而来，治法思路与蟹睛类同。

（10）"小儿疳积上目（角膜软化症），亦可形成同样的结果"：此症是与全身疾病相关。书中另有专题，见"疳积上目"一节。

（11）肉轮病中的"椒、粟疮（沙眼）引起的一种并发风轮症"，比如"赤膜下垂"，"垂帘障"，"血翳包睛"，因为"概属风热毒邪导致气血凝滞而使然，且症已侵及风轮"，故而这类病归于风轮病，书中有相应的药物加减法。同时，还要使用张望之老师的"针刺内上迎香穴"的刺血疗法。

（12）本书明确指出"凡疮形在点、片或条状上有凹者　不论凹坑大小，均属正虚邪盛，化脓已溃（角膜溃疡），宜主方加参、芪、苓、术、熟地、归、芍，减去茺蔚子"。书中特别指出，有虚寒性的角膜炎和溃疡亦用主方加制附子、白芷等，去黄柏、金银花，并将元参减量。突显了中医的辨证论治精神。

（13）书中指出的冰瑕翳，是指翳膜菲薄，须在集光灯下方能察见者。属于风热郁结之气遗留，宜主方减黄柏，加云苓、蝉蜕、白蒺藜、升麻、制附子（少许）。

而有一种翳膜如"将雨之薄云者"，称为云翳，是风湿之气较重，湿性缠绵，故要加大祛风湿之力，"主方去黄柏、三七参，加苍术、云苓、蝉蜕、木贼、升麻"。

在风轮病的治疗中，张望之老师十分注意中药的内服与外用结合，内治与外治结合。

另外指出，在角膜炎期间，要注意使用中药熏洗方法。而在角膜溃疡之后，则当慎用或不用熏洗及滥用点眼法。

外障病小结

以上肉、血、气、风四轮疾病，多系六淫为患，在总论中业已做了概要阐述，但犹恐支节紊乱，迷失主体，兹复将其重点扼要说明于下。

凡浮肿、刺痒，眉骨痛的多为风。目赤灼热胀痛的为火。血凝紫胀的多寒。疱疹、糜烂的为湿。时值暑天热泪、昏花的为暑。眼干紧涩、眵结的为燥。其六淫之中又以风火害目者为多。然亦有夹杂嗜食辛热厚味或过食肥甘以致脏腑积热，或过食生冷滞腻致使痰湿内蕴而上攻于目所形成者。鉴于此，在诊断外障疾患的时候，除分析眼的局部症候外，还需结合全身情况，以四诊来辨证。例如：气轮红赤，肉轮肿硬，兼有口渴、便秘、苔黄、脉数等症。可诊为脾肺两经火盛，兼有肠胃积热所致。因气轮属肺，肺与大肠相表里；肉轮属脾，脾与胃相表里，由于脾肺火盛，肠胃有热，上攻于目，故气轮与肉轮出现实热的症候。又如心火亢盛的时候，可出现赤脉窜睛，多兼有心烦、舌红、尿赤等症。当肝火偏盛的时候而风轮易发生云翳，多兼有目赤、头痛、口苦、易怒等症。这样结合全身症状，才能举一反三、通权达变，来判断病之所属，得出正确的诊治。

但总的来说，以上四轮多为外障病，其病机多系风热火毒邪实为患。而在治疗上，内治宜统以祛风清热泻火解毒为主，体虚者可稍辅以补药；外治均可外敷自制外障效验膏（方见书末之方药）。

【编者按】

编者在临床实践中，对张望之的学术精神有所体会，兹仅在本书的一些章节之后，附上编者平时的病例，只做病例简述，不做详细论述，点到即止。

病例一：（复杂性干眼病）

患者王立×，男，52岁，河南民权县某乡乡长，1984年5月前来就诊。自述双眼无泪，眼睑红肿，不能睁眼，眼睑重度痉挛，白睛充血，风轮角膜四周伸进大量新生血管。经省级医院诊断为：干眼症，并口服必嗽平，外滴人工泪液。患者仍然病情加重，痛苦万分，无法正常工作，前来我处就医。

分析该患者乃肉轮、气轮、血轮、风轮同时合病，应当用张望之外障四轮病的各种方法，相兼用之。

当时治法如下：

（1）针刺运用张望之的内上迎香穴法（具体手法见本书血轮病一节）；

（2）用张望之自创的"自制沙眼洗剂"（处方见本书后）熏洗；

（3）口服：黄连10g、黄柏10g、玄参20g、金银花20g、连翘15g、全虫6g、薏米仁30g、白芷15g、荆芥10g、丹皮24g，每日1剂。

按照上法，经治1年，目前已完全正常。

病例二：（春季卡他性结膜炎）

患者唐×，女，17岁，2006年4月3日就诊，自述多年来患春季卡他性结膜炎，双眼痒、红、不舒服，平素思凉食、口苦干，当时治法如下：

（1）针刺耳尖出血；

（2）针刺双太阳穴，并用真空罐在太阳穴处拔血，每穴出血8mL，同时在大椎穴、身柱穴、风门穴刺血拔罐。

（3）口服中药：桑白皮10g、地骨皮12g、丹皮24g、栀子10g、黄芩12g、蝉蜕10g、荆芥10g、玄参15g、金银花12g、白蒺藜20g、地肤子10g、甘草6g，水煎口服，7服。

上经2次复诊，病告痊愈。

二、内障疾患

内障眼病，多因久病生郁，久郁生病；切莫拘执一偏之论，惟言肝肾之虚，概用补药投之。须知肝肾无邪，目决无病。必究其肝肾果无邪而虚者，方可以补剂投之。倘正气虚而邪气有余，必先开郁驱邪，而后气血双补，或攻补兼施，始无助邪害正之弊。否则愈补愈塞，而不致失明者极稀（采自傅仁宇著《审视瑶函》）。

总之，这个治则意义即"非大虚莫补"。得其要者，言而终；失此要领，贻害无穷。

基上所述，并据朱丹溪"气血冲和，万病不生，一有怫郁，诸病生焉"；郑守谦"郁非一病之专名，乃百病之所起也"；叶天士倡导通络，王清任主张活血化瘀，唐容川憎恶横行滋补等诸家学说；以及吾师赵化龙教导说"人身诸病，多生于郁，而眼病亦然"，余即于眼科领域内探本求源，洞悉目病亦多系气滞血瘀影响眼部新陈代谢，导致荣养失调所形成。

所以余在数十年前，通过临证实验，总结了一个治疗内障症开瘀导滞的方剂，命名为自制内障症主方。兹将该方的药物组成与方解介绍于下：

方药：自制内障症主方。

黄芪12克，当归30克，川芎10克，茺蔚子15克，香附12克，桃仁10克，生甘草3克。

加减：

有热者，加川贝、桑叶、竹茹。

无热者，加桂枝、防风、生姜。

方解：目为肝窍，眼病与肝有直接的密切关系。因肝以血为体，以气为用（体阴而用阳），主疏泄，性升发，喜条达，恶抑郁，一失其宜，则目病生矣。即使他脏所致之目疾，亦莫不与肝之生理变化功能失常有关（如肝失疏泄则胃气上逆、肺不肃降、水火不能相济等）。

所以余治眼之内障疾患，常用本方以理肝为主。故用味甘温通、辛热走散、补而调气之当归以冲和肝血；佐以味厚气雄、走窜升散之川芎载归上行而荣目；并用香附开气滞，桃仁破血瘀；茺蔚子协同诸药入肝行气以和血。血和气行则肝无郁患，功能（疏泄、升发）正常，目疾不生。更用甘草和药健中；黄芪补气以助诸药之力。合为开瘀导滞、通窍明目之良剂，治疗内障诸症之主方。

至于本方之加减药，因血得寒则凝，得热亦结，故有热者加川贝母、竹茹、桑叶等，以"热者寒之"，使"结者散之"；有寒者加桂枝、防风、生姜等，以"寒者热之"，使凝者消之，以助通窍明目之力。

本方的主要作用，是活血通络。吾历四十余年实践，多数取得显明效果。如能灵活变通、随症加减，不但适用于内障眼病，且用于内科亦多取效。所以《景岳全书》在阐明血的功能中说："灌溉一身，无所不及，故凡为七窍之灵……形质所在，无非血之用也。"活血化瘀的重要性寓于此说。《医林改错》倡导的活血化瘀学说，不但为内科之法宝，而亦为治疗眼疾之圭臬。

（五）水轮病

祖国医学所说的水轮，如按生理解剖部位来说，系指瞳孔及其后方眼内组织。属于水轮的疾病，有以下几种。

绿风内障

本症即现代医学所谓的青光眼，俗称气蒙眼。早在公元752年，王焘著的《外台秘要》即有对黑盲、乌风、绿翳青盲病因之推想，是由神水流通不畅所导致，故有"此疾之源，皆从内肝管缺，眼孔不通"之记述。且历代眼科家，从本症病情演变，以瞳神（瞳孔）反映的色泽，分为五风内障，即青风（瞳变青色，如雾笼青山之状）、绿风（瞳变绿色）、黑风（瞳色失去正常黑莹光泽，呈现黑而滞晦之状）、乌风（瞳变乌红色）、黄风（瞳变黄色）。但在临证上以绿风内障较为多见。今只将绿风内障作为重点介绍。

本证乃风轮、水轮合病，其特征是眼内压增高，瞳孔多散大，其色呈淡绿，故名绿风内障。它是一种常见而又严重的眼疾，若迁延失治，或治疗不当，每可导致失明。此病多见于中年及老年人，而女性多于男性，常双眼同时或先后发作，但其危害性相同。且有突然发作后，又转为慢性者，而亦有由慢性而转为急性发作者。

本病的主要成因，是由于眼内神水（房水）等的积滞。其积滞（潴留）的根源，在于脏腑输降水液的功能失常，排水渠道受阻。因此，欲治此证，须识神水的来龙去脉。今将初步认识介绍于下。

水轮中的神水是体内津液所化生的精微（虹膜后面睫状体分泌的无色透明液体），含有丰富的营养物质。在正常的情况下，由肝气升发，肺气宣散，脾气升清，肾阳的熏蒸，结合三焦气化，将津液中之清者（精微）上注于目，以供给眼内组织的营养（以上这是脏腑向上升发，"清阳出上窍"的功能）。同时复有肝气疏泄，肺气肃降，脾气运化，肾气的分清泌浊，把眼内代谢的产物（津液中之浊者），通过三焦下输膀胱，由小便排出（亦有从汗或下排出者）体外（脏腑向下输降，即"浊阴出下窍"的功能）。如此升降，代谢循环，像泉水一样川流不息，以调节神水的产生量和排出量相对平衡，而保持眼压正常（正常眼压在11~21毫米汞柱之间）。

若肝、肺、脾、肾的输降功能一有失常，则会造成神水产生量增加，排出量减少，从而导致神水潴留，使眼珠内受到压力（这种压力叫作眼压），眼珠膨胀而硬，以指按珠（连查数日，每日3次方准，或用眼压计，照此法量数日），好像充满了气的皮球一样（斯谓之眼压高）。水潴留得越多，眼珠越硬，甚者触之如石，出现虹视。然亦有因脏腑输降功能失常，造成神水产生量减少，排出量增加导致神水亏乏而眼压低者。

但神水等的潴留与否虽与四脏的输降功能均有关系，而其中之最主要者，为肝肾两脏。因肾乃水火（命门火）之脏，肺气之根，为一身阳气之源，主宰水轮。肝主疏泄，助脾运化，通畅决渎，开窍于目。故神水的潴留与否主要责之于肝肾。

在这里还要说明一点，若只见眼压一高或出现虹视，切莫就据此做出诊断绿风内障的定论！因为暴怒、暴饮、高烧外伤、外感、红眼、眼疮（角膜溃疡之类），以及眼内出血、高血压、突然恶心呕吐，以及剧烈活动等，均能导致一时性的神水增多，眼压升高和出现虹视，且青光眼亦有少数眼压正常和低者。

当眼压升高到一定程度时，就会使风轮（角膜）水肿，好像冬天哈了一层气的玻璃一样，对射来的光线起着分光的作用。斯时，看灯光就会形成分解的光线——红、黄、绿、紫等颜色的光环，红在外，紫在内，一环套一环的光彩，这就叫虹视。总之，虹视的病理，是神水（房水）由对光反射而成，它与夏日雨后斜阳出现彩虹的原理相同。所以虹视虽然也是绿风内障的症状之一，但不是绿风内障眼所独有的症状。因患红眼病（急性结膜炎）时，风轮（角膜）上附有黏稠的眵糊（分泌物），也会出现虹视，但擦掉分泌物即不见虹视。又如晶状体、玻璃体混浊，也会偶尔出现虹视。所以说，对眼压高和虹视，均当详为分析，予以鉴别。

本病在初期的时候，只有轻微的眼胀、酸、痛、昏，且有时出现虹视（前驱症）。患者多不注意，往往延误医治，至病情严重时，方知就诊，而由此致失明者很多。若早期发现就积极防治，是可以防微杜渐而不至于失明的。兹将早期检查和防治方法介绍于下。

1.早期检查法　凡眼时有酸胀、疲劳及稍有痛感，以手触之，比正常人较硬者，再检查眼压（每天早晨一次，下午一次，夜间10点一次），连续检查3天，眼压均在24毫米汞柱以上者（眼压稍高），乃是青光眼前驱症，即当进行防治。其法如下。

2.早期防治法（已病防变）

（1）患者必须保持乐观心情和战胜眼疾的信心。因人的精神因素和心理状态，与一切疾病特别是本证有密切关系。不要认为患了此证就是失明，从而发生恐惧心理。因"恐伤肾"，不但能使肾气调节神水（房水）等的功能减低，反而助长病势的发展。

（2）早期药物防治：当归30克，川芎、云苓各15克，香附、防风各12克，苏子10克。水煎乘温临睡服。若眼压低者去苏子，加黄芪、制附子，煎服法同上。平时点槟榔眼药水（方见134页），早晚各1次，每次1~2滴。眼压低者忌用。尽量少看或不看电视（尤其是黑白电视），看电影前，滴缩瞳眼药水以预防。

（3）要劳逸结合：本证在早期的时候，必须注意，避免一切不良刺激，时常保持精神镇静。另外还应在不同的环境中，使大脑逐渐得到锻炼，更好地去适应环境变化。如参加适当的体力劳动和文体活动，跑跑步、打太极拳等。使动静结合，用来增强调节身体各部位和房水的代谢功能。

再者在光线充足的条件下，适当地看看书报或做些针线活等，亦可由此起到调节的作用，使眼压下降、瞳孔缩小。但是不可过度疲劳，因"久视伤血"，会引起视力下降、眼压过低。

（4）日常生活要有规律：①睡眠要充足。每天最好能保证足够的睡眠。并且在睡眠时，枕头要垫高些，既能消除脑力和身体的疲倦，亦可避免血液集中头部而增加眼内神水（房水等）的容量。但也不可过于多睡，"久卧伤气"，反而有害。②饮食要有节制。不可暴饮暴食或过度饥饿，妨碍机体的运化疏泄功能，使神水得不到正常的循环周转。最好一次饮水量不超过500毫升。并要吃些适量的蔬菜、水果等，以保持大便通畅，使食物残渣不在大肠（结肠）停留时间过长，而免却增加水分的吸收。总之起居有时，饮食有节，戒除一切不良嗜好（如烟、酒、浓茶、咖啡），忌食辛辣、刺激性强的食物。因为这些东西不是生活必需品，长期服用，不仅可使神水增多，且烟酒慢性中毒，还可以造成"视瞻昏渺"（视神经萎缩一类病变）等证。不论已病未病均当重视于斯。

本节论述的是绿风内障前驱症的早期检查和防治办法。如果防治不当，每多形成绿风内障（青光眼）。至于病因、症状可根据临证常见者，概括地归纳为急性、慢性、充血性三种类型。

急性绿风内障

【症状】

主症：突然患眼剧烈胀痛（时轻时重），多数瞳孔散大，色呈淡绿，以指按珠，坚硬如石（眼压常在50毫米汞柱左右），视力急剧下降。看灯光时，见其外围有似绿红彩环（虹视），脉弦数，舌苔多黄白，口苦耳鸣。

兼症：眼痛涉及头部、眼眶和鼻额，有的兼见白睛微红者，且有时伴头晕、恶心、呕吐、纳呆，或恶寒发热、大便干等全身症状。

最后演变的重症：水轮（瞳孔）风轮（角膜）均混浊如雾；或瞳神内生白色形成圆翳内障（晶体混浊）；或视瞻狭窄（视野小）或视瞻昏渺、青盲（视神经萎缩类）；或瞳神不能伸缩（对光反射消失），视力极度减退而失明。总之多系失治或治疗不当最后演变所形成。

【病因病理】

多由情志不舒，肝被怒伤所导致。因"肝在志为怒"，怒甚则伤肝。肝伤则气滞血凝，郁而化热。热胜（为火）则肝木之风邪起。火性炎上，风性急暴，上冲头目，故发病急骤，头目剧烈胀痛。且水液亦必从之上升，致使神水（房水）增加，眼压升高，甚而珠硬如石，出现虹视（详见本论的虹视形成）。

肝为风木之脏，其色青，内居相火，开窍于目，风火（风性疏散，火性主动）搏结于瞳神（瞳神属肾，"肝肾同源"）则瞳神（瞳孔）散大呈淡绿色。即《素问·痿论》"肝热者，色苍"也。

肝脉络胆，上颃颡，注目出额交颠，火热循经上炎，故目痛涉及头部、眼眶、鼻额。热冲于耳则作鸣，克于脾则呕恶。其脉弦数、舌苔黄白、口苦均是肝气郁结之象征。兼有发热恶寒之表证者，是新感风邪束于表。兼大便干者，乃肝气升发太过，影响脾之运化、肺之肃降。导致津液不能下行浸润大肠所形成。

"病久不愈，穷必及肾"，最后演变的重症，多系失治或治之不当，肾元亏损而导致（后有专论，在此从略）。

【治则】

疏肝祛风，清肺理水。

方药：自制内障症主方（方见132页）和芎芷汤加减。

熟地24克，当归30克，川芎15~30克，香附12克，茺蔚子20克，菊花30克，苏子15克，白芷10克，防风、槟榔各6克，生甘草3克。

方解：本方要点在疏肝。因为急性绿风内障病的形成，主要在于肝被怒伤（阴血）。"肝为刚脏"，开窍于目，"以血为体，以气为用"，主疏泄，性升发，喜条达，恶抑郁。血充盈，气条达，其升发疏泄之功能方可正常，使全身气机通畅无阻。一有抑郁，则功能立即反常，影响他脏之气机通畅。

本病神水（房水）潴留，即肝被怒伤，兼受风邪所致。故用熟地补肝母（肾），当归补肝体，香附、茺蔚子开郁疏肝以治本。病标在上（头目），"其高者，因而越之"，故用川芎、防风、白芷上行颠顶，祛风通经，宣水（房水）止痛。辅以苏子降肺，槟榔推荡，二药协力下行通调水道，使在上之水邪从小便排出体外，以"引而竭之"。复和之以甘草补中而缓急，使体内气机升降自如，神水等代谢正常，而共奏疏肝祛风宣水、降低眼压之能事。

但方中川芎用量宜大（最少用15克），因"高颠之上，惟风药可达"。川芎味薄气雄，能载防风、白芷上行颠顶，且能升能降，性最疏散，为本方之要药。若用量太小，则减低本方之效能；但不能大量久服，否则可致目暴盲。

加减：

年老体弱者，加党参、茯苓。

大便干者，加生首乌；若体实者，酌加大黄。

呕恶有热者，加竹茹、枇杷叶；无热者，加半夏、生姜等；饮水即吐者，再加云苓、赭石，并把川芎减量。

舌苔黄厚干燥者，加生石膏；头痛者，亦可选用。

若兼白珠微红者，加麦冬。

然加减药乃变法也，临证可酌情取舍，不必拘执。

如兼有寒热、胸胁痞满、心烦喜呕等，可不用本方，改为小柴胡汤加桂枝、茯苓主之。

若因外伤引起者，主方加桃仁。并可参眼外伤之治法。

生活宜忌：饮食宜清淡为主，少食肥肉及蛋类和煎炒炙煿。禁烟酒，戒恼怒，保持心情舒畅。

充血性绿风内障

本病如对照现代医学的论述，似充血性青光眼急性发作期。

【症状】

其主症、兼症，脉象多与急性绿风内障大致相同，惟多气轮（结膜）赤红、大便干燥、心烦易怒三症。

且本证之舌质红、苔黄燥和兼有瞳仁不散大者，而亦与急性绿风内障相异。兹将其病因病理介绍于下。

【病因病理】

多由情志刺激，肝郁化火，过食辛辣肥甘，阳明燥热。火热相并，阳气暴张，火随气窜，血随气升，上冲于头目则头痛目胀；血热充盈于气轮，则白珠赤红，甚则涉及于风轮。火扰心神则烦，肝气"实则怒"，燥热伤阴则舌质红、苔黄燥而便干。脉弦数而劲，为肝郁火热亢盛之象。

因该证的主症和兼症的病因病理，与急性绿风内障相同，故不复详赘。

【治则】

疏肝清热降火。

方药：自制内障症主方、芎芷石膏汤、承气汤加减。

茺蔚子15克，当归30克，川芎15~30克，香附12克，白芷10克，生石膏30~60克，丹皮24克，夏枯草15克，栀子10克，羚羊角粉1.5~3克（冲服。缺者可用大量羊角代之），川大黄10克。

方解：以茺蔚子、香附、夏枯草、羚羊角解肝郁清心肺宣泄水液；以丹皮、栀子清火凉血；用石膏同白芷、川芎清头目而止痛；石膏配当归、大黄清胃火通润大肠，"引而竭之"，以导上焦气血水火之邪随之迅速下行，则郁解火降气机通畅，神水循环正常，诸症痊愈。

主方加减法与生活宜忌，均同急性绿风内障。

慢性绿风内障

本病类似现代医学所说的慢性单纯性青光眼。

【症状】

患者自觉时有轻度头晕、眩胀，视力缓慢下降，且多无虹视；瞳孔不散或稍散大，略呈淡青色；气轮微红或不红。指压眼珠坚硬程度，多为中等度或轻度增高，甚至有眼珠不硬而眼压低于正常者，且多无呕恶、便干等症，即有亦很轻微；或兼有睡眠欠佳者。脉沉细，舌质红，多无苔或者有很薄的白黄苔。

总之，该证较急性和充血性绿风内障来势缓慢，症状轻微。但治之不当，日久不愈，视野逐渐缩小，视力日趋下降，最后亦与急性、充血性绿风内障病有同样之危险（失明）。医者患者均莫轻视。

【病因病理】

原由肾阴亏损所致；或由急性、充血性绿风内障症延久，伤及肾阴而成。肾乃先天之本、元阴元阳之根，为人体发育之源，上通于目结晶于水轮。元阴为滋养水轮中神水的物质基础，元阳为神水升腾循环的原动力。二者相辅相成，相互为用，则肾之开阖正常，而为维持神水代谢平衡的主要器官。但元阴元阳，相互为根，存则共存，衰则俱衰，一有所损，则功能失常。该症原为阴虚及阳，导致升腾水液的动力衰弱，而非神水急剧增多，眼压极度增高症。所以较之急性者来势缓慢、症状轻微，疗效亦较迟缓，且有眼压低者。其兼症和脉象亦均为阴虚逐渐涉及于阳的现象。故名谓之慢性绿风内障。

【治则】

补阴以扶阳。

方药：取义"金匮肾气丸"。

大熟地60克，鹿茸粉1.5~3克，菟丝子、云苓各30克，生甘草3克，黄芪15克，川芎10克，茺蔚子、香附各12克，桂枝9克。

说明：将鹿茸研为细粉，用开水冲服。若嫌价昂，可用鹿角屑3~6克，炒黄研为粉，以代鹿茸。

方解：该证原系肾阴亏而涉及于阳，且肾阳乃水中之阳，欲补其衰，必用大量甘润壮水之熟地为基础，而肾阳方能振奋健强。所以本方采取金匮肾气丸的意义。但肾气丸中之附子性热刚燥，最易耗阴，与本症病因不相符合。故将附子改为甘温质柔、填精补髓、血肉有情之鹿茸；佐以甘温禀气中和之菟丝子，使阳寓于阴之中，以补阴而扶阳。用云苓、甘草健强后天之化源，以荣养先天之根本。以上诸药假黄芪之升阳，川芎之走窜，桂枝之温通，共奏循环神水之能事。又因久病多郁，而更佐内障主方之茺蔚子、香附以开郁，作为升降之向导。成为补阴不腻、培阳不燥、阴阳平补之中和法，使神水之升降循环逐渐恢复正常。

若患者自视眼前白圈闪动者，多系肾阳大虚、肾水上泛，当用真武汤加减主之。其详细治法见其他眼病中"目现蓝雾、目闪白光"。

生活宜忌：与以上两症相同。在治疗上都要及时采取积极的适当的措施，切不可姑息养奸，贻误病机，否则预后亦不良。

小　结

急性绿风内障与充血性绿风内障，其症状大致相同，惟后者较前者主要多抱轮红等。慢性绿风内障较上两症，病情缓慢轻微。三者病因多系神水量多，潴留为患。但个别的亦有神水量少而眼压低者。总之，就其一般的病因来说，绿风内障之神水潴留与圆翳内障的缺乏神水荣养、晴珠内津液量少大致相反。但在治疗上，最后都当补益肾元，以杞菊地黄丸、金匮肾气丸、左归丸、右归丸等一类方药为主。

【编者按】

张望之先生这里所述的急性绿风内障，不但涉及西医的闭角型（特别是早期）青光眼，也涉及外伤性青光眼、青光眼睫状体炎综合征。而且证型多偏于肝郁痰阻，兼挟风热。所述的充血性绿风内障，多见于中期闭角型青光眼，以及眼科各种手术后引起的青光眼及其后遗症。所述的慢性绿风内障，可能与眼睛相关系统的慢性退行性病变相关。

病例简述：

病例一：（青光眼）

患者王××，男，70岁，于2005年10月10日前来我处就医，自述1998年被当地医院诊断双眼青光眼，其中左眼手术，现已失明。右眼视力0.8，并述自身口干，欲饮，易出汗，畏寒，吐痰，便溏，舌紫暗、苔黄。

当时治法如下：

（1）中药电离子透入治疗法，每日1次，每次双眼透入中药丹参液15分钟，共10天。

（2）穴位刺血排瘀，取穴四神聪、大椎、心俞为第一组；肝俞、肾俞、足三里为第二组；身柱、风门、胆俞为第三组。每隔一天，进行穴位刺血，加用真空罐拔出瘀血。隔天一次，共做5次。

（3）太阳穴封闭：复方樟柳碱针1支（2mL），分注太阳穴皮下。

（4）口服中药：辽沙参30g、麦冬20g、陈皮10g、半夏10g、香附24g、桃仁10g、黄连10g、白术10g、云苓15g、五味子15g、甘草3g，15服，水煎服。

患者11月3日复诊时，右眼视力已从0.8上升至1.2，且视野扩大。继用上法。患者在山西电话告知，视力仍然是1.2，视野继续扩大。

圆翳内障

本症属于现代医学所说的白内障、晶体混浊症。其表现为瞳神（瞳孔）中，呈现如水银珠子样圆形白翳（瞳孔外有者非是）。古代眼科所记载的"枣花翳""如银障""黄心白翳"等，均属本症范畴。不过在发病的阶段和过程，有所差别而已。故现在中医统名为圆翳内障。该症是一种慢性疾患，各种年龄、性别都可发生。但在临床上又以老年患者多见。

老年性圆翳内障

中医辨证分为初、中、末三期。

（1）初期（似初发期类）：

【症状】

患者自觉视物如有轻烟薄雾所蒙，或见眼前有黑点，黑影随睛移动，在光亮的背影下较为明显。亦有视一为二、三者（复视）。医者用肉眼观察瞳孔无明显翳障，用手电筒光侧照时，可见同侧瞳孔边缘，有隐隐浅白色阴影。脉细数，舌质红、苔薄白者多。

【病因病理】

睛珠里面所含的清莹透亮的液体，赖津液通过神水浸润荣养，始可视物清晰。津液来源于肾水，肾水是肺气清肃下行输送的后天水谷之精微。肺喜润而恶燥，过食辛辣肥甘，火热乘之，则肺燥气滞不能清肃下行以输送水谷精微而滋肾；或素患下消症（糖尿病）以及耽酒恋色，伤耗肾阴，均可导致津液、神水乏源，睛珠失养而混浊，视物昏蒙如雾。若睛珠内之部分津液有轻微凝结，影响了部分透明，则自视有黑点阴影。脉细数，舌质红、苔薄白乃肾阴虚，肺燥热之现象。

【治则】

滋肾阴，清肺热。

方药：养阴清肺汤和自制内障症主方加减。

大熟地、女贞子各30克，党参10克，麦冬、白茅根各30克，升麻3克，川贝母16克，香附12克，生甘草3克。

方解：根据《内经》"……水液混浊，皆属于热"的原理和"壮水之主，以制阳光"之说，用熟地、女贞子滋补肾阴，麦冬、白茅根清肺燥以生津，升麻轻清上浮消散翳障，川贝母泄肺热，香附开气郁，热清气畅而阴足。复以党参益气，甘草补中，使肺之功能益彰。金水相生，津液升腾，以充盈神水，荣养睛珠，则睛珠内凝结之部分，得水浸润而溶化，其黑点阴影亦随之消散。睛珠便可透明无碍，视物清晰。

加减：

便干，加大黄、光杏仁或加番泻叶。

口渴，加花粉；口苦，加黄芩。

耳鸣，加黄柏；心烦，加栀子。

食欲不振，加鸡内金、枳壳或陈皮。

体壮气实者，去党参。

外治法：可点自制张氏白内障眼膏（方见132页），每日睡前以玻璃棒蘸药少许，点于患眼大眦内，或下眼皮里与白睛交界处（下穹隆处），每日1~2次，每次一滴。

禁忌：酸辛荤腥，烟酒色欲。

（2）中期（似膨胀期类）：

【症状】

患者自视眼前有黑影随睛转动，视物昏花，且不能远视。医者用肉眼可以看到患者瞳孔内有隐隐薄白色，瞳孔边缘多呈灰白色混浊；用电筒从侧面斜照瞳孔，同侧可有明显的如半月状阴影（虹膜投影）。斯时视力业已下降近半，甚者可见瞳仁内有银丝闪现（晶体膨胀状态），脉数，舌质红、苔多白黄。

【病因病理】

与初期同。惟肾阴虚、肺燥热较为更甚。而睛珠内之津液已由轻微凝结而继续发展，甚至将近凝固；且睛珠内亦有部分津液不循常规者，导致睛珠出现膨胀状态。

【治则】

同初期。

方药："初期"之方加减。

大熟地24克，女贞子、麦冬各15~30克；白茅根60克，黄芪、香附、浙贝母各15克，生石膏20克，白芥子9~12克，升麻、生甘草各3克。

方解：因党参补气力弱而改为黄芪；川贝破结力薄而改为浙贝；加白芥子以化体内之凝固，且能破除不循常规之水液；加石膏以清肺胃之燥热。与初期方药意义大致相同，毋庸详解。

方药加减法、外治法和禁忌均可参照初期。

（3）末期（似成熟期和过熟期类）：

【症状】

瞳仁全部呈现均匀乳白色混浊，或如水银珠子（成熟期）。若已形成黄心白翳状者（西医谓之过熟期），此时，着患者低垂头部，可见到棕黄色下沉的睛珠体核，但瞳仁却完好无损，而视力仅有光感。脉沉细数，舌质红、苔多白黄少津。本症一般多不流泪，且无红肿痛感觉。若突然发生红肿痛感，则属变症。

【病因病理】

多因不戒禁忌，迁延失治或治之不当，而燥热日甚，肾阴日耗，津液被灼，精气不能上荣睛珠，导致睛珠内之津液全部干枯凝固，但亦有核外膜内的部分不循常规的津液转为浓液存在者。其脉舌亦属此因之表现。

【治法】

用药物治疗，目前尚在研究。年老体弱者，可用针拨白内障手术治疗。

《外台秘要》《龙木论》《银海精微》《证治准绳》《审视瑶函》《张氏医通》等，以及明末清初黄庭镜所著《目经大成》一书对此术均有所述。历经反复实践，效果尚可。但随着科学的发展，在古代术法的基础上，如能再结合现代术法，则较为完善，兹将针拨手术介绍于下：

1.术前检查　要全身无病，眼之局部无炎症，视力稍有光感，方可手术，否则勿做此术。若睛珠（晶体）呈乳白色是囊膜脆弱，术时应注意，勿使体囊损坏。

2.主要器械　白内障拨针1个，扩张针1个，刮面刀片1片，直头固定镊子1把，蚊式止血钳2把，结膜镊2把（有齿及无齿各1个），眼睑拉钩1个，皮肤缝针及2~3号丝线，球后注射针头1个（可用牙科5号针头）。

3.术前准备　患者术前剪去睫毛，冲洗泪道（有脓性分泌物时，用抗生素冲洗后封闭泪小点），并用1/8000新洁尔灭水冲洗结膜囊（亦可用1：10 000的升汞水代替），再点抗生素或磺胺类眼药水，每日4次，晚上涂抗生素眼膏，过24小时后再行手术。手术前充分散瞳（1%阿托品及2.5%新福林交替点眼）后，眼睑及周围皮肤用肥皂水擦洗清洁，再用酒精涂擦，眉毛处涂2%碘酒，盖消毒纱布后送进手术室。

4.体位与麻醉　手术时患者取坐位，头稍向后仰。术者坐在术眼同侧的前面，助手立于患者的后面，器械架置于手术者与助手之间，灯光来自手术眼的前侧方。

结膜用1%地卡因做表面黏膜麻醉，球后下睑外1/3处用2%奴夫卡因浸润麻醉。

5.手术步骤：以左眼为例

（1）开睑：于下睑偏颞侧，做一眼睑牵引线固定在消毒巾上，助手以翻睑钩提起上睑，暴露角膜上缘即可（注意勿用拉钩压迫眼球，以免术中玻璃体外溢）。

（2）切口：术者左手用固定镊夹住角膜缘6点钟处之球结膜；右手以蚊式钳夹持事先掰好的安全刀片，在角膜缘外下方（4~5点钟）4毫米处，与角膜缘平行，将球结膜、巩膜及睫状体扁平部一并切开，切口长3毫米。抽刀时刀尖向上挑，使内口稍微扩大。

（3）拨障：为手术之关键动作。其步骤为：

1）术者右手持拨障针，针头的凹面向下，先垂直于巩膜进针，将拨障针之扁平针头，全部插入切口，再退针使针头留在口内3毫米。然后使针柄向面部做80度倾斜，针头指向角膜12点钟处，在睫状体与晶状体之间轻轻摆动前进，经过虹膜后面达瞳孔中心部。

2）拨外下方悬韧带：针头凹面紧贴晶状体前囊，朝向6点钟方向（但不要超过6点钟），绕过晶状体赤道部下方，直达晶状体后上方，使4~5点半钟处的悬韧带全部断裂。

3）拨外、内上方悬韧带及划破玻璃体前界膜：旋转针柄使凹面向后（看柄上标记），并在晶状体后面瞳孔中下1/3交界处，第一次水平划破玻璃体前界膜，然后退针一半，重新进到晶状体前面，依次下压晶状体12~4点钟、9~12点钟之周边部，使晶状体向后下倾倒，此时用拨障针第二次水平划破玻璃体前界膜。

4）拨晶状体折断内下方悬韧带：再将针头移至8点钟处晶状体边缘前，将晶状体拨至颞下方锯齿缘附近，稍压片刻，务使6~9点钟之悬韧带全部断裂，直至起针后晶状体不再浮起时出针。

5）扩张及整复创口：取扩张针进入创口，以90度的旋度捻转扩张2次，撤出扩张针，整复创口，切口无须缝合，涂抗生素及散瞳药膏，包扎术眼。

术后取半卧位，嘱患者不要低头，每日换药1次，刺激症状严重者则用1%阿托品散瞳，局部和全身应用抗生素、激素。5天去敷料。

6.术中事故处理

（1）出血：多发生于针端前进时，位置过高，以致刺伤虹膜根部或睫状突组织。术时如见进针侧的虹膜根部隆起，或拨针头部有棕褐色的色素包绕，便是出血。则需赶快将拨针后退2~3毫米，并稍降低针头位置，重新缓缓进针，以免引起再出血。若出血量不多，可稍待片刻至出血停止后继续进行手术。若出血不止，以及出血量多者，则需终止手术，外点阿托品扩瞳；内服止血散瘀清热药自制2号止血散（方见眼内出血症治法）。每日用金银花30克，水煎去渣乘热分2~3次送服（药凉时加温）。待血完全吸收后，再做手术治疗。

（2）晶状体囊破裂：因晶体囊膜脆弱（晶体变软，呈乳白色，即过熟期），手术器械过粗或过锐，或进针方向不适当，或用力过猛而造成。可取针管装上18号注射针头（去尖，磨圆滑），由切口内伸入前房，尽量分次将晶状体皮质吸出（吸时针头要紧贴住皮质碎片，以避免误吸玻璃体），并将所有晶体韧带弄断，然后仍将晶状体核压到玻璃体下方去。用0.5%可的松眼药水点眼，同时点阿托品眼药水或膏以充分扩瞳。若晶核压不下去，则需考虑手术摘出晶体。

欲详其法，可参阅广安门医院眼科所编之《中西医结合手术治疗白内障》和邢台眼科医院《临床眼科学》等书，以及于实践中目睹学习。

小结

本证初期及时治疗，不犯禁忌，可获良好效果。若贻误病机，症至中期，就很难完全治愈。医者与患者都要密切配合，采取适当措施，积极治疗。否则，延至末期（成熟期等），睛珠（晶体）即全部干结凝固而无透明性。

外伤性圆翳内障

【症状】

视物不清，瞳仁内呈轻度混浊白色，或如银白色；或视力极度下降，眼前仅见手动；或只有光感，或兼白珠色红，甚或风轮亦显红色，但近看始明显，且有胀痛感觉（眼内出血）。亦有瞳仁变为参差不圆者（虹膜受损所致）。

【病因病理】

眼部或头部受到剧烈震击，或眼球被挫伤，睛珠外膜破裂，导致神水侵入睛珠内，使睛珠之津液运化失常，则瞳仁呈混浊白色，而视物昏花。若眼内组织创伤出血，则视力极度下降，而白珠色红。血凝气滞则眼胀痛。瞳仁参差不圆是黄仁（虹膜）等受损所致。

【治则】

收敛止血、清热散瘀。

1.外敷法　先用消过毒的冷水或凉开水外敷，待24小时后改用温热外敷。

2.内服　自制内障症主方加减。

方药：茺蔚子、香附各15克，丹皮24克，茜草30克，白芥子、黄芪各10克，升麻3克，三七参粉（冲服）1.5克。

方解：以茺蔚子、香附、丹皮、茜草开瘀活血清热凉血；白芥子、升麻宣散水液；三七参止血活血、解血分之毒而止疼；用小量黄芪以助诸药之力。

加减：

瞳仁散大者，加荷叶、金银花（微炒）、川芎、青葙子。

便干，加大黄；肿胀，加薄荷；白珠红甚，加石膏。

若眼内无出血和炎症者，则去茜草加川贝母15克。若眼内有出血者，可并服自制2号止血散（方见60页）。

小　结

以上是外伤致成圆翳内障而兼眼内出血的治法。若无炎症而圆翳内障已至中期及末期，其治法和禁忌与老年性圆翳内障相同。

先天性圆翳内障

本症是胎儿在母体内受母亲的疾患影响而成，故初生即有。一般不再进展，无须治疗。若有发展，视力日趋下降者，可外点自制"张氏白内障眼膏"及内服老年性白内障初期方药。

继发性圆翳内障

本症是由眼部疾患或全身病变引起。如瞳神干缺（虹膜睫状体炎）、绿风内障、下消病（糖尿病）及眼部手术后等，均可引起神水混浊，影响津液不能正常运行，睛珠失却神水荣养，而形成此症。本病在初起时，应及早治疗原发疾患；中期、末期可再结合老年性圆翳内障的治法。

附：病例

例一　开××，女，47岁，某学院教师。1965年4月初诊。

主诉：双眼视物模糊两月许，视力均为0.8，曾经某医院眼科诊为白内障早期。

检查：手电筒侧照，可见瞳仁边缘有隐隐白色。问诊，平时口干，但饮水不多。脉细数、寸部较为明显，舌苔薄白稍干。

诊断：圆翳内障初期。证属肺经郁热，津耗阴伤所致。

治宜清肺热、养阴津，佐以通络。

方药：辽沙参30克，麦冬、桑叶、白茅根各30克，石斛、贝母、芫蔚子各15克，防风、生甘草各3克。10剂，水煎内服。

复诊时，自述视物较前清晰，口干亦轻。于是，在前方基础上去石斛、芜蔚子，加香附、女贞子，并将桑叶、白茅根量减半。15剂。

同年6月三诊，两眼视力均达1.2，他症消失。嘱其服杞菊地黄丸以杜复发。翌年2月告予，视力业已巩固，停药。

例二 魏××，男，49岁，南阳某机械厂干部。1979年4月就诊。

自诉：双眼视物不清已年余。视力右眼0.6、左眼0.7，曾在某院眼科诊为：双眼晶体皮质轻度混浊、眼底动脉硬化I期，镜片及小孔镜不能矫正视力。

检查：用手电筒照射，瞳仁边缘可见有白色隐隐，视力及眼底情况同前所查。体质稍胖，脉象数，舌尖有瘀点、苔白干。

诊断：初期圆翳内障。证属燥热伤阴，气血瘀滞。

治宜清肺泄热，开瘀通络。

方药：清燥救肺汤合内障症主方加减。

沙参、生石膏、麦冬、桑叶、香附、丹皮、芜蔚子、光杏仁、白茅根、甘草，水煎服；同时外点自制张氏白内障眼膏（方见132页）。

同年6月复查：视力已经提高，瞳孔内隐隐白色似无，其舌之瘀点已消，故于前方内去杏仁、茅根、生石膏，加熟地、杞子、女贞子，着服30剂。至9月初再诊时，视力右眼1.2，左眼1.5。嘱其内服六味地黄丸，以善其后。在饮食上，忌油腻厚味。

例三 侯××，女，51岁，郑州市某医院职工。1979年12月就诊。

主诉：双眼视物昏花数年，视力右0.2、左0.3，先经本单位眼科检查（新福林扩瞳），裂隙灯下发现，双眼晶体赤道部及皮质后囊有不规则点、片状混浊。血、尿常规（－）。诊为老年性白内障未成熟期。

检查：视力同上，手电筒侧照，瞳孔周边有齿轮状的阴影。口渴喜冷饮，大便素干，舌红苔黄少津，脉沉数有力。

诊断：圆翳内障中期，证属阳明燥热所致。因患者素健，怕吃中药。着之用番泻叶10克，水煎代茶，每日频服；外用"张氏白内障眼膏"点之。半年后，又在本单位医院复查，视力右眼0.3，左0.5，查晶体混浊较前已好转。9月份又查，右眼视力已上升到0.4，左眼达0.7。

仍着外点张氏白内障眼膏。

以上第一例内服药物而愈；第二例内外结合、点服并用痊愈；第三例系单用外点药物获得控制，虽未痊愈，但亦未曾发展，且视力明显提高。

眼内出血

本症与现代医学所说的视网膜动脉硬化、视网膜静脉周围炎、中央静脉栓塞等相似，属于暴盲证范围，是内障症中一种视力急剧下降的疾患。在诊断上，除依据眼之局部病情外，必须结合全身证候，再参以近代科学仪器的检查，以了解眼底具体情况，方可进行施治，否则预后多不良。

在治疗上，一般常用止血、凉血、活血、祛瘀的方药。但不可一见出血，即单纯以炭药去止血，更不可一见出血即予苦寒以凉血。且活血忌用辛燥，祛瘀不宜猛峻。应以微寒清热行气之品，寓于止血、活血之中，使凉而不凝、止而不瘀，以活血而止血，以行血而逐瘀为治疗大法。宜统用自制眼内出血主方加减治之。

【症状】

因本症比较复杂，兹概括为六种，分述于下。

1.前驱症　多有眼不舒感，或有时眼前忽然出现蝇飞蚊舞的现象。脉数，舌红者多，苔或白或黄、多干燥。

2.阳明燥热　突然视力下降，脉现洪大而数，舌苔白黄干燥，伴有渴饮、便干，或者自视眼前偶有蝇蚊飞舞。

3.心火上炎　视力下降，昏蒙如雾，多伴有烦热眠差，小便短赤，舌红，脉细数。

4.肝阳上亢　突然视力急剧下降，自视眼前有大块黑影遮挡，甚而失明。伴有口苦、咽干、头晕、耳鸣，脉弦数或洪大，舌红绛或有黄干苔。

5.继发于高血压或高烧者　在高烧或高血压病情严重时，突然视力急剧下降，或自视眼前有大块黑影遮挡，仍伴有高烧或高血压的症状存在。脉沉数有力，舌苔干燥，口渴不饮等。

6.脾肺虚弱　视力逐渐下降，日益昏花，面色萎黄，心悸怔忡，头晕气短纳差，舌润多无苔，脉虚弱等。

【病因病理】

1.前驱症　多由心火过亢、肝火旺盛、恼怒忿恚等导致阴虚，邪热浮游于目，所以目感不舒，时而出现蝇蚊飞舞，其脉、舌均为阴虚阳浮之象征。

2.阳明燥热　患者嗜食辛辣；肠胃燥热，挟肝阳上冲目窍。轻者自视眼前有蝇蚊飞舞；重者脉络损伤而出血，突然视力下降，或自视眼前有血液活动。其脉、舌等均系阳明燥热之现象。

3.心火上炎　"心主血脉"为君火，其经脉"上系于目"（《灵枢·经脉篇》）。患者素有肾阴不足，水亏不能上制心火，则心火偏亢；或思虑过度，气机郁结而化火，使心火妄动，均可导致血随火升，上冲于目，损伤脉络，血渗于外，故视力下降，昏蒙如雾。其烦热眠差，舌脉等象，均系心火亢盛所致。

4.肝阳上亢　肝藏血，内居相火，性刚燥，主疏泄，喜条达，开窍于目。暴怒伤肝，血随气逆，迫血妄行，适逢胃火推波助澜，上冲于目，则脉络破裂，涌出脉道。故突然视力急剧下降，自视眼前有大块黑影遮挡（玻璃体积血），继而仅有光感（眼底出血已扩大到黄斑区），为眼内出血最重症。口苦咽干头晕及脉、舌等均系肝阳上亢之证。

5.继发于高血压或高烧者　热极化火，阳气暴张，火随气窜，血随气升，上冲目窍，损伤血络所导致。脉、舌等均系高烧或高血压之象征。

6.脾肺虚弱　脾为生血之本，肺主周身之气。思虑伤脾，过劳伤气，则脾肺虚弱，气血不充，脉络失养，松弛脆薄（统摄无权）；偶逢恼怒伤肝，或心情过于兴奋，激动血液，冲伤脉络，则溢于络外，故视力逐渐下降，日益昏花。其面色萎黄，心悸怔忡，脉舌等象，均系气血虚弱所致。

【治则】

先止血，次活血，终明目。

方药：自制眼内出血主方。

茜草、桑叶各30克，丹皮24克，生石膏15克，茺蔚子、香附各12克，枳实6克，甘草、三七参（外包，冲服）各3克，血余炭9克。

【分型治疗】

1.前驱症　治宜滋阴潜阳。

方药：自制眼内出血主方加减。

茺蔚子、香附各15克，丹皮24克，茜草15克，女贞子、元参各30克，甘草3克，桑叶30克，水煎服。

方解：茺蔚子、香附、丹皮凉血开郁；女贞子补肾阴；重用元参、桑叶滋肝肾以清目中浮游之邪热；以甘草健中和诸药；用止血之茜草寓于此方中，乃"未病"而预下一针砭也。

加减：舌苔黄者，加生石膏；口渴，加花粉；便干，加中吉；目痛者，加三七参粉。

2.阳明燥热　治宜止血，清泄阳明燥热。

方药：自制眼内出血主方加知母，以助石膏清泄阳明燥热之力，水煎服。

同时并内服自制2号止血散〔荆芥炭、乌贼骨粉各6克，三七参粉9克，白及粉6克，归头1克（晒干为粉），调匀为散，装瓶备用〕，每日3次，一次1.5克，温开水送下。2天后停服此散。

3.心火上炎　治宜滋肾阴，清心火以止血。

方药：自制眼内出血主方去生石膏、枳实，加生熟地滋补肾阴，加栀子清心火以凉血，加生荷叶以助三七参止血而不留瘀。水煎服。

同时并服自制2号止血散（方见上，服法亦同上）。

4.肝阳上亢　治宜镇肝潜阳以止血。

方药：自制眼内出血主方去石膏、枳实、茺蔚子、甘草、桑叶，加生龙牡、赭石、菊花、羚羊角粉（外包，冲服）镇肝潜阳，加生白芍疏泄肝胆。水煎服。

加减法：舌苔黄燥者，可仍用生石膏。

同时并服自制2号止血散，服法同上，3天后停服。

5.高血压或高烧期间　治宜清瘀热降压以止血。

方药：自制眼内出血主方去枳实、桑叶、甘草，加大黄、川牛膝以助清解瘀热、降压止血之功。

同时并服自制2号止血散，服法同上。

6.脾肺虚弱　治宜补中土，益肺气以止血。

方药：自制眼内出血主方和四君子汤加减。

黄芪、党参、炒白术各15克，云苓20克，艾叶炭、茜草各10克，荷叶15

克，茺蔚子12克，生甘草3克，三七参粉1克（外包，冲服），石菖蒲12克，水煎服。

方解：参、芪、术、苓、甘草，健脾益肺气；三七参、荷叶、艾叶炭、茜草以止血；茺蔚子、石菖蒲苦温入心，行滞气开郁而醒脾。脾健气旺则脉络柔韧而血得止。

加减：有热者加丹皮。便稀者白术量加倍。总宜随症加减，不可拘执。

同时并服自制2号止血散，每日3次，一次1克，温开水送下，至血止停服。

附注：以上眼内出血2、3、4、5类型，均按眼内出血主方随症加减施治。待出血开始吸收后（视力业已增加），宜改为自制眼内止血明目方：

霜桑叶，菟丝子各30克，生荷叶、生茜草各15克，石菖蒲18克，当归12克，淡竹叶、绿升麻、青防风各3克，甘草3克，三七参粉（冲服）1.5克，水煎服。

方解：桑叶轻清甘润，上能宣散头目燥热，下能清润肝胆之火；竹叶甘寒上清心肺之火，下能导热由小便外出；生荷叶性平气清，升清阳化浊阴，醒脾胃化瘀血，为治血证中、后期要药；三七参止血行血，并解血中毒素，为治血证之上品；茜草入肝与心包，具止血化瘀之功，用治血证，惟有此药与三七能止血又无留瘀之弊；菖蒲芳香开窍能振发清阳，辟除浊阴以利窍，用于该症后期最为适合。

目在高颠部位，惟风药可达，故又用少量升麻、防风升提诸药上达目窍；复用当归、菟丝子补肝肾以增视力；甘草和诸药，健肺胃而共奏明目之效。至视物清晰时，再服杞菊地黄丸，固本以善后。

禁忌：急剧活动，辛辣食物，忿怒哭泣，思虑房劳。胃弱者禁用或少用血余炭。

【编者按】

张望之先生在本节所述的眼内出血，实际同时也涉及各种玻璃体积血，以及多种葡萄膜炎、高血压性、肾病性、贫血性、红细胞增多症、白血病、血小板减少性紫癜性眼底病变引起的出血。无论多复杂，均可以用张望之先生本节总结的六种证型病因为纲，再结合不同疾病，去辨证施治。

病例简述：

病例一：（增殖性视网膜出血）

患者李×，女，44岁，新乡某银行职工，2001年4月就诊。

自述：患脑垂体瘤，已在北京用伽马刀切除。仍然血糖高、肥胖、眼底出血、视网膜增殖性改变。在北京做了眼部3次激光。

检查：右眼：指数／20cm。

平日心慌、口苦甜、便干、喜饮、体胖面黄。

治疗方法：

（1）穴位刺血、加用真空罐在穴位上拔出瘀血。

取穴三组：

1）太阳、大椎、肝俞。

2）心俞、肾俞、脾俞。

3）风池、身柱、风门。

每隔7天用一组。

（2）中药处方：（证属气阴不足、痰血瘀滞型）茜草30g、玄参30g、丹参30g、黄芪30g、五味子12g、女贞子20g、旱莲草20g、黄连10g、黄柏10g、陈皮12g、半夏10g、知母15g、鬼箭羽15g、瓜蒌仁10g、川牛膝12g、大黄6g，15服，每日加服三七粉2g、金果榄粉1g，水煎服，一日2次。

以后依上方加减，用浙贝母、昆布等。至2003年4月，来院复诊，右眼从指数/20cm，治疗后在5米距离视力表上，可看到第7行（0.4，4.6），玻璃体混浊转透明，眼底可窥。

暴盲

本症包括现代医学所说的多种眼底病变，此处仅以视网膜剥离，分为三种类型阐述于下。

1.水湿内聚型

本症属于现代医学所说的原发性视网膜剥离。

【症状】

眼前有黑点飞动或似云雾遮挡，随后出现闪光幻觉、视物变形（剥离的先兆），甚则视力急剧下降（已剥离）。有的仰视清楚，俯视模糊。有的下看清楚，上看不清。伴有胸闷、纳差，口干不渴，舌苔白滑或腻浊，脉缓。

【病因病理】

多因饮食失调（嗜酒、恣食生冷厚腻），或思虑过度，或其他慢性病，导致脾阳损伤，健运失职，目中水湿停聚。故患者自视眼前有黑点飞动或似云雾遮挡。水湿潴留，阻碍心阳下降，浮动在上，故见眼前出现闪光幻觉，视物变形。水湿浸淫视衣（视网膜），阻碍气血流通，致使视衣失养而松弛，部分剥离（视网裂孔），故视力急剧下降。脾虚不能运化，水湿阻遏中焦，故见胸闷、纳差、口干不饮。舌苔白滑腻浊，脉缓，乃水湿阴寒聚结之象。

【治则】

温中健脾以化温。

方药：附子理中汤加减。

党参15克，白术24克，云苓30克，炮姜、陈皮各6克，制附子、细辛各3克，茺蔚子12克，防风1.5克，甘草3克。

方解：用参、术、苓、甘健脾益气渗湿，以固后天之本，炮姜健胃温脾，附子温肾壮阳，共奏温中健脾、散寒祛湿之功；又因水湿停聚于头目，故用细辛、防风上走头目，驱湿以通窍；复佐陈皮、茺蔚子开瘀行滞，导湿下行，则脾胃强健而水湿除。

服上药后，待水湿尽去，继服八珍汤一类方药以充盈气血，使视衣愈合而提高视力。

2.高烧伤阴型

本症属于现代医学所说的继发性视网膜剥离。

【症状】

该症之先兆与水湿停聚型的先兆同。惟多自觉眼内僵硬不舒，在眼睛转动时有牵拉之感，且为时不久便视力急剧下降（视网膜已剥离）。有的同时尚有高烧，口干不欲饮，便干，舌红无苔或有黄燥苔，脉沉数有力。

【病因病理】

多由高烧等热（炎）症引起。患者在高烧的病程中，因津液被灼，导致气血急剧消耗，脉络干涸而损伤，视衣得不到血液营养致使干结，牵拉可使其剥离。故患者自觉眼内僵硬不舒，在眼珠转动时有牵控之感，同时视力急剧下降，口干不欲饮，便干，舌红无苔成有黄燥苔，脉沉数有力，均为阴虚内热之象。

【治则】

清热通络补血。

方药：自制内障症主方加减。

茺蔚子、川芎各10克，香附12克，丹皮15克，金银花18克，当归30克，麦冬40克，生首乌25克，生甘草3克，三七参粉（外包，冲服）1.5克。

方解：用茺蔚子、丹皮、香附，清血分之热以通络软坚；寸冬甘寒生津液；当归、生首乌补肝血；配川芎载诸药上行头目，下达血海，以调和周身血脉；佐金银花、甘草、三七参清解血中毒素。热清络通，视衣得到血液营养则病愈。

加减：舌苔黄燥，加生石膏；身热者，加知母、地骨皮；便干，加中吉或肉苁蓉、番泻叶；有汗，加青蒿；口渴，加花粉；若服上药仍觉眼内僵硬、牵拉之感不减者，再加昆布、海藻、白芷等软坚药，减去甘草；纳差者，加麦芽、炒鸡内金；胸口膨闷者，加青皮、桃仁、炒大白、炙鳖甲；白珠红者，加桑皮，金银花加量；无郁者，去香附；若兼出血者，减川弓，加茜草；若寒热往来者，本方可配合少阳证治法。

3.外伤型

【症状】

严重的钝物外伤后，视力急骤下降至光感或无光感，自觉眼前有固定不动的黑色成红色的布帘遮盖，斯时眼内已出血。

【病因病理】

由钝伤导致脉络受损（视网膜剥离），若气血瘀阻凝固，则视力急剧下降，自觉前有黑色布帘遮盖；若脉络破裂，血液溢出脉道，则患者自觉眼前有红色布帘遮盖。视力仅有光感，甚或无光感。

【治则】

宜止血活血通络。

方药：自制内障症主方加减。

茺蔚子10克，香附12克，丹皮20克，茜草30克，当归12克，川芎6克，丝瓜络30克，防风、三七参粉（外包，冲服）各3克。

方解：茺蔚子、香附开郁行滞；当归、川芎活血行血；用丹皮、茜草、三七参活血止血，佐丝瓜络以助诸药疏通脉络；防风载诸药上行直达病所。合之活血止血而无留瘀之弊。

加减：自视有黑布帘遮盖者，加肉桂以温通血液（有炎症者忌）；若日久已有炎症者，加金银花等药物；痛甚者，加桃仁；若眼睑肿胀者，加薄荷少许；若眼内外皆有溢血者，则先服自制2号止血散（方见60页），待血止后，再服本方，若眼球撞烂，可施行手术治疗。

附说明：本症眼内出血，亦有非外伤所致者。在治疗时，须经眼科有关仪器检查清楚，方可用药施治。

病例简述：

病例一：（增殖性糖尿病视网膜脱离）

患者原凤×，女，50岁，于2004年7月4日来我处就诊。

自述：患糖尿病视网膜脱离，现右眼：手动；左眼：失明。平素头晕、口干、不喜冷饮、大便时干、时口苦、噩梦多、苔白黄厚，证属心肝血虚、胃阴不足、气血郁结。

治疗方法：

（1）中药电离子透入机进行中药丹参液离子透入10次，每日1次，一次15分钟。

（2）穴位注射封闭。取维生素B_1针1支，维生素B_{12}针1支，取穴：心俞、肾俞、肝俞、脾俞、足三里、三阴交，每日1次，一次取穴2个，连用10天。

（3）每日静脉滴注：黄芪1支（10毫升），丹参8支×2毫升，加入生理盐水250mL滴注。

（4）中药处方：黄芪20g、山药15g、杞果12g、茜草30g、丹参30g、石斛18g、山萸肉10g、五味子6g、黄精12g、炒枣仁30g、白芍20g、生牡蛎24g，5服，水煎服。

7月13日复诊，右眼视力已从手动上升至0.02。中药处方：茜草20g、制何首乌15g、白芍20g、炒枣仁30g、天麻10g、钩藤20g、黄芪20g、白僵蚕10g、太子参20g、山萸肉12g、五味子12g、香附24g、丹参24g。

7月17日复诊，右眼视力从初诊的手动→0.02→0.05。准备返回山西。

特开处方：茜草20g、制何首乌15g、白芍20g、炒枣仁30g、黄芪20g、天麻

10g、山萸肉12g、五味子12g、麦冬20g、太子参20g、香附24g、丹参24g、三七粉1g、桑葚12g、白僵蚕10g，15服，水煎服。并带疗程2个月的医院自制"通络明"中成药返回家乡。

青盲内障

青盲内障的轻症，即是视瞻昏渺症；视瞻昏渺的重症，谓之青盲，类似现代医学所说的视神经萎缩。前人把它分为两个疾病，但根据临床实践，基本上原系一个病症，不过在病情演变上，一轻一重而已，故合并论述之。

【症状】

初期，眼部外无形色可见。患者自觉眼干涩不舒，视物不清，且不能久视，此乃视瞻昏渺症。甚者涩紧，人物不分，或看不见四周（视野小），或仅有光感，或兼有视物变形者，即是青盲内障症。初期脉多沉弦有力，甚则沉细而弱。

【病因病理】

"目得血而能视"，"肝……虚则目䀮䀮无所见"（见《素问·藏气法时论》），若患者劳神竭思，用目过度；或高热病后，或药物中毒；或心情不舒，肝气郁结，久而化热等，均可导致气血暗耗，不能上行贯养于目，目系（视神经、视路等）失却营养。故初期时，患者眼部外无形色可见，自觉眼干涩，视物不清，不能久视，脉弦数有力，此属青盲内障初期的视瞻昏渺证。若病情迁延日久，阴精损耗愈甚，肝肾大虚，则目系（视神经、视路等）便精脱而枯萎（萎缩）。终则导致视物不清或看不清四周（视野小），或仅有光感及视物变形等，脉沉细无力，此乃由视瞻昏渺证而发展到较重的青盲内障证。

【治则】

开瘀导滞，补益气血。

方药：自制内障症主方加减。

党参、当归各15克，川芎10克，茺蔚子20克，香附15克，丹皮20克，女贞子、桑叶各30克，生甘草3克。

方解：病本在于气血亏虚，故用参、草补脾肺以生气血；当归、川芎补血、行血、活血以养肝胆；女贞子滋肾益精。病标乃系虚火灼阴，脉络瘀滞而目系枯萎，故用香附、茺蔚子、丹皮开瘀导滞，凉血、活血；用桑叶上行升发宣散，下滋肝胆，使血脉通畅，目系得养而视明。

加减：

（1）初期（视瞻昏渺症）：眼有痛胀感者，上方加桃仁、川贝母，田三七参粉；口渴，加花粉、寸冬；便干有热，加知母、生首乌；无热便干者，加肉苁蓉、番泻叶；舌苔黄燥者，加生石膏；若系高热之后引起者，可加金银花、生石膏、槟榔；口苦咽干、午后潮热、腰酸盗汗者，加寸冬、青蒿、柏子仁，亦可择用自制润肝明目汤（方见132页）。

（2）重期（青盲内障）：本期不用丹皮、桑叶，宜加熟地、黄芪、菟丝子、防风；视野小者，加石菖蒲、细辛；纳差者，加麦芽、炒鸡内金；便溏者，加白术、云苓；便干者，加番泻叶；若四肢厥冷，胃呆作呕，舌白而胖，脉沉无力者，去香附、茺蔚子、女贞子，加炮姜、桂枝、杞果、白术、制附子、陈皮，把生甘草换为炙甘草。

病例简述：

病例一：（视神经萎缩）

患者和少×，男，25岁，2004年6月前来我处就诊。

患者自述2003年6月患球后视神经炎，引起视神经萎缩，现视力：右眼，0.02；左眼，0.05。

平时畏热、思冷食、手凉手颤、易做噩梦、时遗精、腰困，脉弱。

中医辨证：青盲内障。肝肾阴虚、脉络郁滞型。

处方：太子参20g、生白芍30g、五味子12g、黄精12g、杞果15g、炒枣仁30g、生龙牡各30g、川芎10g、茺蔚子20g、熟地24g、山萸肉15g，10服，水煎服。

另外，丹参注射液2支×2毫升，维生素B$_{12}$　1支×1毫升，合并，给患者穴位注射，取穴：肝俞、肾俞、太阳、风池、足三里、脾俞。一次取2个穴，轮替注射。连续5天。

治疗至同年9月29日复诊，视力右眼0.02→0.12，左眼0.05→0.15，其间有处方调整如下：太子参30g、生白芍30g、当归15g、炒枣仁30g、石菖蒲24g、川芎10g、丹参20g、丹皮24g、远志10g、生龙牡各30g、五味子10g、柴胡10g，20服，水煎服。

2005年2月5日复诊，视力右眼提至0.15，左眼提至0.3。

处方：黄芪30g、太子参20g、当归15g、川芎10g、香附18g、茺蔚子20g、女贞子20g、甘草6g、葛根60g、黄柏10g、蔓荆子10g、熟地30g。同时穴位封闭治疗，同上。

2005年10月2日复诊，视力右眼为0.2，左眼为0.5，处方同上。

2006年4月30日复诊，处方同上。

2006年10月8日复诊，视力右眼提至0.2，左眼提至0.6。

在医院做了中药离子透入治疗，穴位封闭，法同上。并再次做了穴位刺血并真空罐拔瘀血法。

中药处方如下：黄芪30g、太子参20g、当归15g、川芎10g、香附18g、郁金18g、女贞子30g、甘草6g、葛根60g、黄柏10g、菟丝子20g、蔓荆子10g、大熟地30g、石菖蒲20g，20服，水煎服。

2007年4月，患者自述双眼视力尚稳定在0.2、0.6，能正常去讲课，并对中医药作用有良好体会，在当地媒体发文赞之。

云雾移睛

本症属于视力缓降的内眼症，类似现代医学所说的玻璃体混浊。有的原系体质虚弱所致，有的是由他病演变而成。现介绍的该症，仅属体质虚弱所导致者。

【症状】

眼前有云雾样飘浮幻象，随眼转动游荡，成自动飞舞（有的称"飞蚊症"），时隐时现，或上或下，形状不一。其特征是在白天仰望晴空及看白壁时幻象明显，在阴暗处多不明显，然亦有在闭目时自觉眼内有幻象者。凡发生缓慢，逐渐增剧者为正虚，如突然发作者为邪实。但日常所见者以慢性虚证为多。

【病因病理】

1.虚证　多由脾胃虚弱，湿浊之气上泛，阻塞目内脉络，清阳不能升举，则视如云雾飘浮。湿为阴（静），故幻象只能随眼转动而飘荡。若湿郁化热，或阴虚阳亢，上腾目窍，则眼前似蚊蝇飞舞（飞蚊症）。因热为阳邪（动），即眼球不动，幻象有时亦可或上或下，自行飘荡。

2.实邪 若系忧思恼怒，则肝失条达，郁而化火，上冲于目，故幻象只上行而不下降，此为阳邪，属实证。

所谓云雾，统属一种虚影幻象，故时有时无，形状不一，或上或下，明处显著，暗处不见。且在闭目时，亦曾有自觉幻象在眼内者。

【治则】

补正祛邪通络。

方药：自制内障症主方加减。

黄芪、当归各12克，川芎10克，制香附12克，茺蔚子15克，青防风、绿升麻各3克。

方解：当归、川芎补血行血，香附、茺蔚子开郁行滞，防风行目中之滞气，升麻主升举宣散，黄芪助诸药之力，使邪去正复而病愈。

加减：

（1）虚证：

1）属脾胃虚弱，湿浊上泛者：兼有胸闷头重，舌苔白滑或腻浊，脉缓，去归、芎，择加苓、术、陈、半、细辛、佩兰、甘草。

2）属湿邪化热者，兼有口苦、虚烦不眠，舌尖红、苔白黄，脉滑等，酌加竹茹、枳实、郁金、陈、苓。

3）属阴虚阳亢者，兼有脉细数、舌红无苔或腰酸、耳鸣等，去升麻、防风，加女贞子、熟地、怀牛膝、白芍。

（2）实邪：忧思恼怒、肝失条达、郁而化火，可兼见口苦咽干，胸胁不舒，脉弦数，去黄芪、升麻，加丹皮、栀子、柴胡、黄芩等。

（3）若系他病，如瞳神缩小（前葡萄膜炎）、眼内出血、暴盲（视网膜剥离）等致成此症者，应以原来的病证为主，再参以现在的症状（云雾移睛）予以治疗。

视瞻有色

本症类似现代医学所说的中心性浆液性视网膜脉络膜炎，它分为中心性视网膜脉络膜炎（以下简称"中网"）和陈旧性中心性视网膜脉络膜炎（以下简称"陈旧中网"）。

【症状】

按中医辨证论治，结合现代学说，分为初发期和后期阐述于下。

1.初发期（中网类）　该症外无形色可见，除视力下降外，惟注视区的中心部，呈暗灰色或暗黄色固定的圆形暗影挡住视线（黄斑部）。在注视一个目标时，看不清其中央的部分，而目标旁边的东西反较清楚。这种现象为该病的特征，是与其他眼病如"云雾移睛"的主要鉴别点。且患者有的视物缩小或弯曲倾斜；该症多兼有口苦，虚烦不眠，脉多滑数，舌质红或有黄苔；亦有头重纳差，便溏，舌淡、苔腻，脉缓者。

2.后期（陈旧中网类）　多属初发期的后遗症。患者视力较前已逐渐好转，注视区中央部的圆形暗影颜色亦较淡，惟视物疲劳，时欲闭目，眼前轻微酸困不舒，脉多沉、细、弱，舌质红而无苔或苔白腻。

【病因病理】

视衣中心部（黄斑）名谓"黄睛"，是人眼中心视力的发源区，乃脾脏的精华所形成（参见本书"视物变形"）。患者素嗜食辛辣，脾胃积热蕴毒，或房事过度，肾阴亏损，或郁怒伤肝，相火妄动，热毒上炎，聚结在部分视衣上（黄斑区的部分视网膜），耗伤阴液，灼伤部分视衣（视网膜），故出现以上诸症。若脾胃素虚，湿浊挟热凝聚，侵及视衣四周，则形成黄睛肿胀（黄斑区水肿），亦会出现以上症候。

经治疗后，热毒湿邪已散，炎症已消（黄斑区水肿吸收），则患者视力逐渐好转，注视区中央的圆形暗影较淡（此时则谓陈旧性中心性视网膜炎）。但是因病邪已导致气阴两伤，血液未能恢复充沛，眼内所形成的斑痕（黄斑区遗留的斑痕）尚未消除，经络不能舒展，故患者常欲合目，并有轻微的酸困不舒。

【治法】

1.初发期（中网类）　治宜散瘀滞，清湿热。

方药：内障症主方合温胆汤加减。

茺蔚子、香附、川贝母各15克，金银花、丹皮各20克，竹茹、西滑石各10克，枳实6克，生甘草3克。

方解：茺蔚子、香附、丹皮、枳实散瘀行滞；川贝、滑石清热利湿；金银花解热毒；甘草健脾胃；用竹茹之疏通引诸药行于脉络。使瘀散热清湿除脾健，则眼前之暗色消退而视明。

加减：若虚烦不眠，加连翘、柏子仁、枣仁。便干，去西滑石，加槟榔、知母。口苦，加胆草、栀子。纳差便溏，舌质淡、苔白或白腻，脉缓者，上方去金银花、川贝母、丹皮，加陈皮、半夏、白术、云苓。

2.后期（陈旧中网类）　治宜健脾益气滋补肝肾，佐以软坚。

方药：内障症主方合八珍汤加减。

党参10克，大熟地24克，山药15克，当归12克，白茯苓、菟丝子各30克，川芎10克，茺蔚子15克，海藻、昆布各10克。

方解：用党参、山药、茯苓健脾胃以资生化精微，而助发光之源（黄斑区）；当归、川芎补血行血；熟地、菟丝子滋补肾元，共奏荣养目液浸润斑痕之效。用茺蔚子入肝解郁行气消毒，协同海藻、昆布破除斑痕，以达消散中心暗点之能事。

加减：便干者，菟丝子换女贞子。便稀者，山药换炒白术。服至病将痊愈时，可用六味地黄丸以善其后（因病久不愈，穷必及肾）。

【编者按】

以上内容与本书"视物变形"一节当中，作者张望之先生正式提出和论证西医的"黄斑"，乃中医之脾脏的精华的形成，故命名谓"黄睛"。并据此以指导中医治疗各种涉及黄斑的病变。这一理论的提出，乃中医界首创，意义十分巨大。

另外，本书中的"暴盲""云雾移睛""视瞻有色""视物变形""能远怯近　能近怯远"及"萤星满目、神光自现"，大都涉及黄斑的功能，均与脾土功能有密切关联，是一组互相关联的病症。有不少类似的诊治方法。这是对中医眼科临床的重要提示。

病例简述：

病例一：（中心性浆液性脉络膜视网膜病变）

患者孟××，女，40岁，2006年6月前来就诊。自述前几年诊断为双眼"中心性浆液性脉络膜视网膜病变"（中浆）。

查双眼视力，右：0.2，左：0.6，舌暗脉流弱，头麻木，失眠。

患者已畏惧吃药，要求先用外治试一下效果。

治疗方法如下：

（1）用中药电离子透入机，透入中药治疗。

（2）穴位封闭：用复方樟柳碱1支（2毫升），取穴太阳皮下。用丹参注射液2支×2毫升，维生素B$_{12}$　1支×1毫升。取穴二组：翳明、角孙；肝俞、脾俞、足三里。隔天一次，注射2次，共3天。在四神聪部位刺血，然后真空罐拔出瘀血，一次。

（3）静脉输液：丹参注射液8支×2毫升，5%葡萄糖水。

以上每日1次，连用10天。

经上法治疗，仅3天之后，视力即明显提高，右眼从0.2提至0.5，左眼由0.6提至0.8。

（4）开了一服张望之内障症主方中药，嘱其有条件可以长期内服。

视物易色

本症属于现代医学所说的色弱、色盲之范畴。

【症状】

轻者（色弱），对各种颜色的分辨力迟钝，经过反复观察和犹豫考虑，才能逐渐辨别正确。重者（色盲），颠倒黑白，颜色混淆，如视赤为黄，视白为红，或将黑、绿、青、蓝相互混错，甚而对所有色彩都不能辨认，而只有色彩上的明暗之感，时常畏光较甚，瞬目频繁，且视力显著减退（全色盲）。但除辨色外，在外观上和做其他工作上与无病之眼一样。舌质红或瘦嫩，多无苔，脉沉细或沉弦。

【病因病理】

肝以血为体，以气为用（体阴而用阳），开窍于目（肝气通于目）。血冲和，气条达，"肝和则目能辨五色"。若情志抑郁，气滞血凝，则视觉功能紊乱，辨色失常。然亦与心阳、肺气、肾元（元阴元阳）有关。因肝藏血，血由心阳的推动（心主血）输送于目，这种动力的资源是由肺气所供给，而元阴元阳乃资生肺气之根。且脾是后天之本，为供养先天（肾）物质之化源。故视物易色除主要由于肝脏功能失常外，而与心、肺、肾及脾的功能盛衰俱有密切的关系。所以《素问·脉要精微论》说："以长为短，以白为黑，如是则精衰矣。"

据《审视瑶函》"当其色而别之，以知何脏腑乘侮之为病也"之意义，我认为视赤如白是肺（色白）气胜而心（色赤）气衰；视黄如赤是心气胜而脾（色黄）气衰；将黑绿青蓝相互混淆指名者，在于肝肾功能失常，导致视能紊乱。余以此理作为本病辨证施治的法则，历经试用，往多取效。

【治则】

补肾疏肝，调和盛衰。

方药：自制内障症主方和四物汤加减。

黄芪15克，首乌、熟地各30克，川芎10克，香附12克，桂枝3克，桃仁6克，柴胡、炙甘草各3克。

方解：主内熟地补肾以资荣养肝体之源；川芎引首乌直接补肝体；黄芪补气为肝所用；用柴胡引香附、桃仁疏肝化瘀；少佐桂枝并上药温通血脉，以使肝脏气血冲和；复用甘草补后天化生精微以养先天而固本。如是则气血冲和，五脏协调，阴阳平衡，庶可拨乱反正，察色不变。

加减：视赤如白者，加桑白皮、柏子仁，减去黄芪；视黄如红者，加黄连、白术。

除依此类推加减外，需要结合全身症状，以本方灵活化裁施治。

瞳仁缩小和瞳仁干缺

此两症均属于水轮和黄仁病变。后者多系前者失治，或素日肾阴亏损所形成。一般多反复发作，缠绵难愈，久则易于演变他症，甚或导致失明。因二症病机相关，故一并论述。

【治则】

初起时，白睛微红畏光，继则白珠变赤，头眼胀痛，羞明严重，瞳仁缩小；且在强光照射下亦无伸缩力。视力随之下降，甚者黑珠呈混浊状态。口苦易怒，大便秘结，舌质红、苔多黄或干，脉弦数。此为瞳仁缩小症。

若病情进一步发展，可致瞳仁逐渐残缺不圆，边缘形如锯齿，凸凹不整；甚或白珠赤紫壅肿，目中干涩，视物不清，头昏耳鸣，大便干结，口干舌绛，苔多白黄或无苔而燥，脉细数。此为瞳仁干缺症。

若再失治，病延日久，则危害有二：有后期并发圆翳内障（白内障）或绿风内障（青光眼）者；有酿成痼疾，遗留瞳神缩小或瞳仁干缺而终身不愈者。

【病因病理】

本病多由情志抑郁，肝气横逆，郁而化热，兼受外风侵袭，风热上攻于目，导致头痛，目胀，火热损伤肺阴，则白睛微红而畏光。热极伤阴，火热壅盛，阴液不能荣养黄仁，则黄仁肿胀，瞳神缩小；甚者羞明严重，乌珠混浊。

若迁延失治或治之不当，阴液大亏，目失津液营养，则眼干涩，视昏，口舌干燥。黄仁与后之睛珠（晶体）黏结（虹膜后粘连），导致干缺不圆，形如锯齿。阴虚则火旺而上扰，清阳不能上升故头晕耳鸣。其舌脉及口苦、便干等，均系阴虚火旺所使然。

【治则】

清热散瘀，益阴明目。

方药：内障症主方合银翘散加减。

茺蔚子、香附各15克，丹皮、金银花各20克，连翘24克，桑叶、寸冬各30克，川贝母15克，生甘草3克。

方解：方内茺蔚子、香附、丹皮散瘀凉血；金银花、连翘清热解毒；川贝、寸冬开肺气养肺阴；桑叶疏肝解郁，配二花轻清上浮，宣散风热，下行滋润肝胆；甘草和中，以防苦寒伤胃。

加减：口干苦，加花粉、胆草；头痛而苔黄甚者，加生石膏；苔不黄者，加川芎、白芷；舌苔黄、便干者，加大黄；苔不黄但便干者，加番泻叶；胸满气逆者，加槟榔、蒌仁；兼呕者，加枇杷叶；后期目昏甚者，去金银花、连翘、丹皮，加女贞子、当归、川芎或桑葚子、辽沙参；头昏，去金银花，加党参、珍珠母；食欲不振者，去金银花、连翘、丹皮，加石斛、炒鸡内金（捣碎）。最后用杞菊地黄丸，以杜复发而明目。

附　外治法：

（1）在病初起时，除内服药外，可用扩瞳剂点眼，以促进局部血液流通，能防止黄仁与其后之睛珠黏结（虹膜后粘连），又能提高疗效。若系急性发作者，可滴1%阿托品药液，每日3次。

（2）热敷法是治疗急性虹膜睫状体炎的另一种重要措施。其目的是通过热敷，促进眼部血液循环，增强抵抗力，而且也有一定的缓解症状和止痛功效。

（3）0.5%醋酸可的松液滴眼，每日4~6次。或涂0.5%的四环素眼膏或金霉素眼膏。

高风雀目

本症属于现代医学所说的视网膜色素变性。以双目夜间视力不好和视野逐渐向中心收缩为特征，故称雀目，俗称鸡盲眼、雀糊眼等，是一种缓慢进行性疾患，多数有遗传倾向，男性多于女性。

【症状】

初起夜间视力不好，逐渐下降。入暮即对周围事物如无所见，向前直视稍微清楚。其中有的下视不清，而向上直视较为清楚；而亦有上视不清而下视较为清楚者。

若进一步发展，则入夜无睹，待至天晓始方复明。但在外观上无病形可见，均和好眼一样。惟下视较清亮者，多伴有自觉涩痒痛苦。

若本病缠绵日久，多致失明。且至后期曾有并发圆翳内障或黄风内障者，在治疗期间宜注意于斯。

【病因病理】

该症本属元阳不足，阳衰不能抗阴。夜间阴盛，故入暮无睹；白昼阳盛，故晓复明。

阴阳互根，阳虚日久，必及于阴，阴阳俱衰，视衣得不到充分营养，故目呆滞，只能向前直视见物，而周围事物如无所见（视野狭窄）。

阳虚偏重者，上视较清（上为阳）。若患者肾阴素亏，阳虚日久复涉及阴，使阴更虚，则下视较清（下为阴）。这种上下明晦之不同，系素体虚弱受外界阴阳之气补助所使然。总之该症乃阳虚所导致，故向上看较清楚者居多，而又有兼肝虚生风致成者，故名谓"高风雀目"。

若元阴元阳极度衰退，则不但夜视无睹，白昼也多无所见。或并发圆翳内障与黄风内障，在治疗期间宜注意焉。

【治则】

益火之源，以制其阴。

方药：右归饮合内障症主方加减。

熟地、菟丝子各30克，黄芪20克，杞子15克，桂枝6克，制附片3~10克，香附12克，茺蔚子、炙甘草各10克。

方解：熟地、菟丝子、杞子滋补肝肾；桂枝振奋心阳，同制附子温经散寒，峻补元阳。因久病多郁，用黄芪补气，以助茺蔚子、香附散瘀行滞，使诸药温通升发之力以达病灶，并炙甘草和诸药而健脾益气，促使阴阳协调，则无夜盲之疾苦。

加减：上视较清亮，兼有便溏、膝冷、脉沉弱者，宜去茺蔚子加巴戟天、破故纸、党参、煨肉豆蔻等。若下视较为清亮，兼有涩痒而脉沉弦细者加制首乌、桑葚子、女贞子，并去桂枝。

附 其他治法：

1.针刺法　主穴，睛明、球后、承泣；配穴，风池、肝俞、肾俞、足三里、合谷、光明。

每日针1次，每次取主穴1个，配穴2个，依次轮流。主穴弱刺激，配穴强刺激。10日为一个疗程，间歇3~5天，再针第二疗程。

2.挑治疗法　部位，第七颈椎至第五胸椎旁开1.5寸处。每椎两侧各取一点，共12点。

手法：用局部常规消毒法，使三棱针轻挑破皮，挑净皮下白色纤维，然后用消毒之纱布贴盖。每次挑健侧一点，两眼患病则挑双侧，隔天1次，6次为一个疗程。

3.验方

（1）夜明砂6克，松针30克，水煎去渣，加红糖调匀，每天1剂，连服数天。

（2）谷精草、青葙子、苍术共为细末，每日早晚各服1次，每次3~6克。

【编者按】

本病尤重内外兼治。其阳虚血郁者较多，阴虚血郁者较少。

病例简述:

病例一: (视网膜色素变性)

患者马×,女,15岁,郑州学生,曾由省会医院诊断:双眼视网膜色素变性。2006年7月前来我处就诊,查右眼0.6,左眼0.8,自述畏热、思冷食、易流鼻血、舌红少苔,因为视物昏蒙、眼疼,无法坚持学习。

诊断分析:血热阴虚,脉络郁滞,痰瘀攻目。

治疗方法:

1.穴位刺血排瘀

取穴:身柱、风门、肝俞、肾俞、腰俞、腰阳关、三阴交、足三里、中都、蠡沟。

以上分成五组,隔3天用一组,共为一个疗程。在穴位上用针刺,再用真空罐吸拔出郁血。共做3个疗程。

2.穴位注射　用维生素B_1针2毫升,维生素B_{12}针1毫升,利多卡因少量,合并一次性穴位注射。取穴:太阳、风池、心俞、肾俞、足三里、光明、太阳、丝竹空、三阴交,以上每两个穴位一组,穴位交替用,分5次为一个疗程,每隔一天1次。以上共做3个疗程。

3.口服中药　处方如下:生地10g、熟地10g、女贞子10g、密蒙花10g、茺蔚子10g、丹皮10g、黄芪6g、甘草6g,15服,水煎服。

经3年追访,病情稳定,学习顺利。

萤星满目　神光自现

本症类似现代医学所说的后葡萄膜炎、玻璃体混浊等症。

【症状】

一般双眼外观正常,对视力影响不大,但自觉视物时,眼前有无数细小的星点似萤火虫在飞动,或自视有闪光火花,而夹杂蚊蝇飞舞者(玻璃体混浊)。这种幻视现象,散乱飞舞,时有时无,名为萤星满目。若如电光闪掣、火焰霞明者,乃孤阳飞越所致,名为神光自现症。此证较重,久而不愈,可演变为内障重疾。

【病因病理】

多由耽酒嗜燥、劳竭伤肾,虚阳上浮,或郁而化火,熏蒸津液,煎熬为痰，痰火上升，阻塞目络，导致神光散乱而成此证。

【治则】

"壮水之主，以制阳光"。

方药：内障症主方合坎离丸加减。

熟地、当归、菊花各30克，香附、茺蔚子、川贝母各15克，生牡蛎、枸杞子各12克，知母，黄柏各9克。

方解：以熟地、杞子大补肾阴；当归补血养肝；知母、黄柏清相火；茺蔚子、制香附、川贝母开郁化痰；菊花上清头目，生牡蛎破结潜阳，导热下行。诸药共奏滋阴潜阳之效。

加减：便干，加大黄；口渴，加花粉；视昏者，加女贞子；痛者，加三七参。若已发展至"神光自现"者，可去香附，加五味子、生龟板各30克，党参、茯神各12~24克，并加重熟地量，可用至60克，使水升火降神安志定，则阳光不向外越而蛰伏于内。

【编者按】

书中"瞳仁缩小和瞳仁干缺"，与本节"萤星满目，神光自现"，均为葡萄膜炎。要共同加以研究。

病例简述：

病例一：（全葡萄膜炎）

患者邹×，男，19岁，郑州一大学二年级学生，因某市级医院诊断双眼全葡萄膜炎，住院诊治，视网膜病变明显加重，2009年8月26日来我处就诊。患者视力右0.5，左0.8。气轮充血，血轮赤色筋脉，自觉视物变形，易出热汗，时手颤，畏热、易头晕，喜饮水，敢吃冷，脉沉弦弱，舌红少苔，眼底玻璃体混浊，视网膜水肿。

治疗方法：其气轮、血轮、风轮、水轮皆有病症，故：

（1）运用张望之针刺内上迎香穴的针法，点刺内上迎香穴出血。

（2）穴位刺血排瘀。对太阳、肝俞、胆俞、胃俞、足三里、三阴交穴位，分次点刺，加真空罐拔出郁血。

（3）中药处方：生地15g、菊花20g、金银花15g、连翘15g、白芍12g、丹皮24g、芫蔚子20g、贝母12g、黄芩15g、甘草10g、玄参30g、青蒿30g、白僵蚕15g、黄连6g，5服。

以上方法，综合变化使用，至2010年1月复诊，视力右眼升至0.8，左眼1.2，诸症稳定。叮嘱患者，今后两三年内应无大碍。但随时来检查，以防复发。

血灌瞳神

本症分外伤、内伤两种病症，但均是瞳仁内呈现红色，视力下降，可能为前房积血所致。

【症状】

有轻重之分。轻者，瞳仁内混浊而夹杂血液的红色；重者，眼内完全呈现血液的红色。

初患时血液鲜红，日久者色呈紫暗，其中亦兼有目珠痛者，治疗不当可致失明。有热者，脉数，舌红或有黄苔；无热者，脉弱，舌无苔者多。

【病因病理】

属于外伤者，是由钝撞或震荡损伤目内血络，血溢络外所致。属于内伤者是由：

（1）肝经血热妄行，不循常规而灌入瞳神，多兼脉弦数，头晕头痛，口苦干或耳鸣等象。

（2）肾阴亏耗，虚火上炎，使血不循经，溢于络外而成；多兼脉细数、头晕、腰酸、五心烦热、舌红无苔等象。

【治则】

以止血化瘀为主，佐以滋肾疏肝。

方药：自制内障主方加减。

芫蔚子30克，香附15克，丹皮、茜草、荷叶各30克，川牛膝15克，五味子10克，生甘草3克，三七参粉（外包，冲服）2克。

方解：茜草、荷叶、三七止血凉血活血；芫蔚子、香附、川牛膝疏肝导滞，引血归经；更佐五味子滋肾以敛之；甘草以和之，使瞳神红色消散，肝肾得养而复明。

加减：属肝经血热者，加生赭石、生白芍。舌有黄苔者，加生石膏。口苦甚者，加黄芩、胆草。属肾阴亏耗者，加熟地、何首乌。有热者，再加女贞子；无热者，去丹皮，加菟丝子。瞳孔内呈紫红且色暗者，是血液凝固，宜加当归、防风、桃仁。

注意：本症宜先服自制2号止血散（方见60页），日1~2次，共服2天。停药后继服上方。

视一为二

本症即现代医学所说的复视、歧视。

【症状】

初期，夜间视一灯光为二或三，白天视一物带有相同的阴影。日久不愈则逐渐视一物为二为三，亦兼有头昏、腰痛、四肢倦怠者。若系突然歧视者，多兼有头项强痛等太阳表证。

【病因病理】

主因系脑气不足。脑为髓之海，髓为肾所生。而目为肝之窍，在上系于脑，在下通于肝。肝肾精血充盈，则脑气充沛；肝肾脑三者气机相互协调，则目视物正常。反之，肝肾精血亏损，脑气不足，则目中精气衰弱散乱，精散则视歧，故见两物，并伴有头昏、腰痛、四肢倦怠等象。

若系风热痰火干扰头目，干扰目系（视神经、视路），亦会引起此症。但多兼有头项强痛等表现，或有头晕等。

【治则】

滋补肝肾，佐以散瘀。

方药：八珍汤合内障症主方加减。

黄芪15克，党参20克，何首乌15克，熟地24克，当归30克，茺蔚子12克，石菖蒲24克，香附、川郁金各12克，生甘草3克。

方解：用熟地、首乌、当归补肝肾；黄芪、党参升发精血以补脑气；茺蔚子、香附、石菖蒲、郁金散瘀开窍；甘草和中健脾以助诸药之能事。

加减：脑气不足，去茺蔚子、香附、菖蒲，加女贞子或菟丝子。属风火痰邪者，去参、芪、熟地，加川贝、桑叶、菊花、葛根。

视物变形

该症属于现代医学所说的黄斑区视网膜水肿、渗出一类病变，包括视正反斜、视直为曲、视物变小、视物颠倒及病后妄见等症。

【症状】

初起时，视力轻度下降，自视眼前有圆形或扁圆形暗影，兼有头晕，且有时视物带有黄褐色或青色。

以上症状时伏时现，反复发作。若病久不愈，有的可出现视正反斜或视直为曲或视物变小或视物颠倒等视物变形的症状，以及病后"妄见"，似有神奇怪物、幻象等症。

【病因病理】

多由脾虚不运、湿聚成痰、凝结成核、随气活动，上升目窍，则视觉缭乱、视物易形、怪症百出。本症虽亦有其他成因，但其中多系痰湿所致。故有"怪症多属痰"之说。

从生理上看，西医认为人眼的中心视力是眼底之黄斑发生的。而按中医的五脏所主，"中央黄色入通于脾"，黄斑亦属脾脏的精华所形成。两者之说很相吻合。

再从临床诊治上看，凡视物变出黄色时，经西医检查黄斑区多有病变，且本症用健脾化湿法施治，其效果甚佳。

综上论析，中医眼科的脾脏（色黄）病变，与西医眼科的黄斑病变颇相吻合。由此两相参照顾名思义，吾认为西医所称的黄斑，与中医所说的眼内"中央黄色"，实属眼内同一范围，均系脾脏的结晶（参陈达夫之说）。今为了有益于中医临床辨证施治，兹特将眼内"中央黄色"拟名为"黄睛"（黄斑）。在中医学说的眼内组织上，再添"黄睛"一名，作为中医眼科术语，以补前贤命名之不足，而便今后中西医结合之参考。

本病出现的各种奇形怪状之病机，如果单纯地以西医的病理去分析，作为目前的中医来说，尚觉不够十分理想，而中医古典医籍对于此症论述又欠详尽。根据这种实际情况，为了便于临床辨证，本人不揣固陋，以中医传统的取类比象的方法，再将本症病机概要说明于下，以供读者参考。

患者在初病时，眼内湿浊尚未聚结，散漫于外，如微薄的云雾飘浮在天，虽然影响黄睛（黄斑）之发光，但其光线尚能透过湿浊之气，而如同太阳之光明能透过微薄之雾。故患者眼前仅有圆形暗影等症状。其中若兼有黄褐色者，是湿邪侵脾而其色外现（脾色黄）；而兼有青色者，乃为肝经郁结之气浮越之象征（肝色青）。

若湿浊日久，结成痰核，随气活动于目，遮住黄睛，使黄睛发出的光线不能直接透过痰核，而仅能从痰核的两旁或一侧射过。这样，随着痰核的形状及其对黄睛遮挡的程度，患者便会见到各种变形的物体。其痰核偏斜则视物偏斜；痰核弯曲则视物弯曲。就如同地球遮挡太阳，便会在月亮上反映出不同的盈亏缺斜之象。

若痰湿浸淫视衣，便可发生水肿而迫使黄睛后退，就等于所视之物相对离远，则会出现视物变小之症。这本是近观则大，远看则小的原理。

若系撞击外伤，目内气血郁结，与湿结聚成块，或上或下而影及视衣（视网膜），则使黄睛发光错位，或致真阳下陷，就会出现视物颠倒之症。

若大病之后，脾胃尚虚，运化力弱，湿痰蒙蔽心窍，神明失主，就会出现奇形怪物（如神、鬼、武斗等）幻象百端的"妄见"之症。

再者，明代傅仁宇说：本病系"玄府郁遏有偏，而气重于半边，故发见之光，亦偏而不正矣"。清代陈士铎说"目之系通于肝，而肝之神注于目"，他认为本病属于肝之病变。

综合以上两家学说，则更明确本病与湿痰瘀滞及肝脏病变均有关系。但在诊治时，务必着眼于痰湿。

【治则】

健脾化痰，祛瘀散滞。

方药：四君子汤合内障症主方加减。

黄芪、白术各15克，茯苓30克，香附、苏子、白芥子各12克，制附子4.5克，生姜3克。

方解：脾以升为健，以温为升，故用芪、术、姜温健脾土、益气升阳，并茯苓渗湿化痰，合香附以行滞气，用白芥子假黄芪之升，苏子之降，则全身脉络、表里内外及上下诸窍无所不至，以祛痰而散结，且"痰饮者，当以温药和之"，故更佐附子温通经络，协同诸药温化痰湿，则"如阳光一照，阴霾四散"，凝痰自解，而无视物变形之患。

加减：视有青色者，可加茺蔚子、柴胡以疏肝。视有黄褐色者，可加茵陈。视正反斜、视直为曲者，加旋覆花、前胡、半夏、防风，并将制附子用量加大，以消破成块之痰。视物变小者，加牛蒡子、大腹皮、石菖蒲等利水消肿药物。如系外伤视物颠倒者（此症虽不常见，但亦有之），去附子、苏子，加茺蔚子、丹皮、桃仁、升麻，使气血协调，真阳上升，便可获愈。若有疼痛加田三七粉，有痒感者加白蒺藜，便干加中吉；病后"妄见"者，可去苏子，加石菖蒲、柏子仁、党参、石斛、朱砂等开窍以养心神。有热象者，乃系热痰为患，可去附子、生姜、白术、茯苓，加川贝、山药、滑石、胆南星、前胡。

附　陈氏治视物颠倒之吐法：

人参芦60克，瓜蒂7个，生甘草30克，荆芥10克，水煎三大碗，顿服之，即用鹅翎探喉中引吐，吐后则肝气顺而愈。

能远怯近　能近怯远

能远怯近、能近怯远，即现代医学所说的远视眼和近视眼。

【症状】

远看清楚、近看模糊者，名谓能远怯近症。看近清楚、看远模糊者，称谓能近怯远症。

凡生来即有此疾者，属于先天性生理病变；若至六七岁方有是症者，则属于日常生活不良习惯所导致。

【病因病理】

肾为先天之本，阴阳之脏，乃人体生长发育之源和眼内黄睛发光之根（见前"视物变形"黄睛之说）。阴阳平衡，气血和调，则眼之前后直径（轴径）不长不短，饱满丰圆，黄睛发满月远近正常，始无远视，近视之疾。

若阴阳一有所偏，则眼内组织发育不良，眼之前后直径不长即短。其长者，黄睛较正常而后移，黄睛发光则远射困难，此乃阳虚阴盛，阳受阴遏，故视物能近怯远。若前后轴较短者，黄睛较正常而前移，发光时较易射远，此乃阴虚阳盛，阴不敛阳，故视物时近昏远清，即称能远怯近症。

但阴阳互根，久则相互影响，多致远近视力均都下降（然亦有终身如始者）。以上所述常属于先天生理病变，故有该症"禀受于父母"之说。

但是，亦有六七岁以后方有是症者，多为日常生活的不良习惯所导致。如平素耽酒嗜燥，头风痰火，愤怒暴悖，竭视劳瞻，欲望无度等，皆能伤耗阴精，导致阴虚不能敛阳，虚火上炎，光发遥远，则能远怯近。若平素嗜食生冷，涉水凉浴，暗处作业，卧床读书，久病阳虚，"暴喜伤阳"等，致使体内缺乏阳气温煦，经络滞涩，阻遏黄睛发光，不能远射，则能近怯远。且亦有因高烧郁热凝滞，发光不得遥远而致成近视者。

【治法】

1.远视眼　治宜"壮水之主"，以敛阳光。

方药：六味地黄汤加减。

党参12克，熟地30克，当归、五味子、生白芍各15克，山萸肉12克，生龙骨30克，生甘草3克。

方解：党参、熟地、当归益气养阴，五味子、生白芍、山萸肉、生龙骨酸收敛阳，甘草补中和药。

加减：有热者，加黄柏；口渴，加天花粉；大便干，加番泻叶。

附　外治法：

针刺晴明、三阴交、瞳子髎、鱼腰、合谷。每日针1次，每次取眼周附近主穴及远端配穴各1个。强刺激。

2.近视眼　治宜"益火之源"，以制强阴。

方药：右归饮加减。

黄芪18克，熟地30克，杞果15克，菟丝子30克，石菖蒲15克，炙远志10克，肉桂（后入）、附子各6克。

方解：方内桂、附具纯阳燥烈之性，下补命门之火，上助心阳，温通经脉，"开辟群阴"；辅杞果、菟丝以助之，黄芪益气以升之，用菖蒲、远志以开窍，使桂附之力上行于目。则目之阳光得以远射，便无近视之患。然命门火乃水中之阳，而犹恐桂附燥烈伤阴过甚，故更用大量滋阴之熟地寓于补阳之中，以防"亢则害"之弊。

若系高烧热邪郁遏目窍所致者，宜服自制内障症主方加金银花、丹皮、菖蒲等。

附 外治法：

针刺睛明、承泣，选配足三里、光明、风池、太阳、肝俞、肾俞。每日针1次，每次取主穴1个，配穴2~3个，强刺激。10次为一个疗程，间歇3~5天，再针第二疗程。耳针，取眼穴、目一、目二、肝二、肾、心神，用毫针在耳穴位反应点正中刺入，以不透耳壳对侧皮肤为止，留针20~30分钟，在留针过程中捻转1~2次，以加强刺激。每天或隔天一次，10次为一个疗程，可反复进行。梅花针，用梅花针轻刺背部脊柱两侧，自胸椎起至骶部止，各纵刺一二行，每一行距脊椎棘突1~2厘米（即华佗夹脊），行间横距2~4厘米，针刺距离2~3厘米，每行重复2~3次，每日点刺1次，10次为一个疗程，可反复进行。

推拿天应穴（在攒竹下三分，位于眼内眦上方），配攒竹、鱼腰、丝竹空、瞳子髎、四白、睛明。以食指指端按住穴位，先主穴，后配穴，对准穴位做小圆圈按摩，摩动时手指不屈，要用腕力，使手回旋摆动。由轻微的摩动逐渐加快加重，再由快而重到慢而轻，反复进行。但整个操作过程，手法要轻柔和缓，用力适当，以酸感而不痛为宜。每日推拿1~2次，每次主穴5分钟，配穴共5分钟。即天应穴5分钟，瞳子髎、睛明各1分钟，四白2分钟，攒竹、鱼腰、丝竹空每穴各20秒钟，合计配穴共5分钟。通常一个月为一个疗程。根据病情，可连续推拿至视力正常为止。

小　结

对于以上两症的诊断，宜以初诊时的症状为之主要依据。若至日久，阴虚及阳，阳虚及阴导致远近视物俱昏时，则不易鉴别，临床可参阅西医之诊断。

若上两症属于先天性病理变化者，其各种治法，目前只是达到消除是症引起的视力疲劳、身体不舒等现象。但患者若能积极配合诊治，慎调精神，增强体质，尚有可望控制视力不再下降，或有少数转趋良好者。

对于因不良习惯所引起的远视或近视者，用以上治法则多能取效。

病例简述：

患者王××，男，32岁，安阳东风乡海村人，于2006年8月8日前来我处就诊。

患者双眼高度近视，右眼已经进行了玻璃体切割、白内障手术，现已失明。左眼0.12，玻璃体混浊（难以矫正）。同时自述平时头晕，素喜流鼻血、头痛、小便黄，大便日2~3次，溏。素口干喜热，腰酸腿困无力，血压：低压93毫米汞柱，高压131毫米汞柱。

辨证：阴虚血热，湿热中郁。

治疗方法：

（1）中药处方：

天麻12克、钩藤18克、辽沙参20克、玄参12克、女贞子18克、山萸肉10克、白芍10克、黄柏6克、云苓12克、泽泻12克、杜仲10克、桑寄生12克、三七粉1克（冲），10服。

（2）口服养肝明目丸1个月（院内制剂），主要成分：黄芪、当归、川芎、远志、石菖蒲、杞果、熟地、菟丝子。

（3）回家由当地卫生所进行穴位封闭，用丹参针2支×2毫升，维生素B$_{12}$针1支×1毫升，合并，取穴：太阳、足三里、肝俞、肾俞、三阴交。

2006年9月25日，中药处方调为：天麻15克、沙参20克、玄参12克、女贞子12克、杜仲15克、桑寄生15克、寸冬30克、三七粉（冲服）1克、丹参20克、山萸肉15克、云苓10克、蔓荆子10克，5服。

2006年11月7日，患者再次复诊，左眼视力已从0.15矫正为0.6。

瞳神散大 视小为大

【症状】

瞳神散大将与风轮（角膜）相等，且视物无准，以小为大，并有酸痛感，或兼气轮微红，脉多数而无力，舌红、少苔。

【病因病理】

多由气血素虚，嗜食辛辣烟酒所致。因瞳神乃脏腑精华上注所形成，清凉则固静、热冲则扩散。精足则视明，精亏则视昏。若气血素虚、复被烟酒辣物之热气上行冲激，则瞳神散大、视物无准，以小为大。其目酸痛，白珠微红，以及脉舌之象均系气血虚弱，兼有火邪所使然。

【治则】

补益气血，佐以解热。

方药：敛瞳丹（方见《辨证奇闻》）加减。

潞党参30克，熟地24克，当归30克，山萸肉12克，生白芍30克，五味子15克，黄连10克，寸冬30克，黄柏1.5克，甘草3克。

方解：此方采自敛瞳丹之意义，使凉血于补血之中，泻邪于助正之内，祛酒热于无形，收散精于不觉。实有不知其然而然之妙。用此方施治，较东垣补脾之治法尤佳。

黑夜睛明

【症状】

（1）白昼昏花有轻微怕光、干涩和痛感，值阴天时便不干涩而舒服，至夜视物较白昼为亮，此属"黑夜睛明"之轻症。

（2）白天视物模糊，至晦冥夜中有时突然见物而明彻清楚，且有时自觉眼内发光，此属"黑夜睛明"之重症。

本病脉多大而弱，舌多无苔。

【病因病理】

白昼阳胜，黑夜阴胜。目之视物白天清亮，黑夜昏暗，如日在天，昼明夜暗，理之自然。阴虚不能配阳，则昼昏怕光，目感不舒；至夜阴胜，故较白天视物清亮。

若白天视昏，晦冥夜中有时突然明彻清楚者，乃少阴阴虚已极，真阴不能羁縻真阳，真阳飞越之危症。故白昼常昏，只有夜间暂时的清晰和突然闪光。其脉大而弱、舌无苔，均为阴虚之象。

【治则】

急予滋阴补阳。

方药：加减八味丸改为汤剂。

党参15克，熟地30克，山萸肉15克，菟丝子30克，云苓15克，茺蔚子12克，肉桂6克，五味子10克，甘草3克。

方解：本病为阴阳两亏，阴虚不能潜阳，以致阴不内守，真阳涣散。故是方急投熟地、山萸肉以大补肾阴，助以五味子固真阴而敛阳。阴阳互根，犹恐阴微而阳不存，故用菟丝子、肉桂骤补肾阳；且肉桂在大量滋阴药中又能鼓舞气血生长，引涣散之阳以归元。用参、草、云苓健脾渗湿以助后天运化。以茺蔚子开瘀导滞作向导，引诸药通行无碍，使阴平阳秘，则昼夜视力自然正常。

加减：轻症、有干涩感觉者，加当归。重症，因有形之阴血不能自生，必须得阳气的温煦而后才能生长，故去党参，加黄芪、附子。

附注：若系火眼方愈时，而有此症者，其治法不在此例。宜服杞菊地黄丸之类成药。

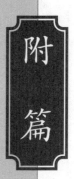

附篇

一、妇科眼病

妇人目疾，与男子无甚差异，其治法也大略相同。惟在经期、妊娠、产后所患目疾之治法，有其特殊性。故将这部分目疾的病因、病理、治法等，举数种于下。

（一）经期目疾

逆经目赤昏胀

【症状】

在月经前1~2天，或正值行经时，有规律的按周期出现白睛红赤、昏胀；甚则发生胬肉、血冲瞳神，而月经量少或闭止，多兼舌红口苦咽干，五心烦热等症。

【病因病理】

多由肝郁、肺燥、肾虚所致。肝藏血，窍于目，其性疏泄，主风轮。肺主气，性清肃而恶燥，结晶于气轮。肾藏精，为五脏阴液之本。阴虚不能滋肝润肺，则肝失疏泄，肺不肃降，离经之血逆而上行；郁而化热则白珠红，目昏胀；水不济火（心）则胬肉生，甚则血灌瞳神；多兼舌质红，口苦咽干，五心烦热等。

【治则】

滋阴疏肝润肺。

方药：自制内障症主方加减。

辽沙参、寸冬、女贞子各30克，香附、川贝母、夏枯草、川牛膝各15克，丹皮20克，桃仁10克。

方解：沙参、寸冬、女贞子滋肾阴润肝肺；香附、桃仁、川贝母、丹皮开郁热，疏肝泻肺；夏枯草、川牛膝引血下行，共为理逆经、清目疾之剂。

加减：胁痛者，加白芍；口苦，加胡黄连；头眩晕者，加瓜蒌仁、茺蔚子；舌红、五心烦热，加熟地；目胀痛甚者，加田三七粉。

经前目痛昏

【症状】

将近行经之期，其目痛昏，甚则肿涩难开，头痛眩晕，或黑睛生翳，经后则缓解。

【病因病理】

经前目痛昏，多因血热结于冲任，或寒湿客于胞宫，而气血不能通畅下行所导致。故属于血热者，多兼腹痛，口干心烦，脉沉实，舌质红或有瘀点。属于寒湿者，多兼少腹冷痛，苔白润，脉沉紧。

【治法】

1. 属于血热气滞者，宜清热开郁降逆。

方药：自制内障症主方加减。

当归15克，川芎10克，香附12克，桃仁10克，丹皮20克，黄芩10克，川牛膝15克，川楝子20克。

方解：当归、川芎活血行血，通络化滞为主药；香附、桃仁开郁导滞，理气降逆为臣药；丹皮、黄芩清热凉血以活血；川牛膝、川楝子引血下行，则目昏胀痛可愈。

加减：目肿涩难开者，加田三七、枳实、薄荷、桑叶。口干心烦者，加花粉、寸冬。黑睛生翳者，加元参、蝉蜕。

2. 属于寒湿凝滞者，治宜温经散寒、燥湿化瘀。

方药：温经汤加减。

当归12克，川芎10克，吴茱萸、炒小茴香、乌药、川牛膝各10克，香附、苍术各12克，艾叶6克，云苓20克。

方解：当归、川芎、川牛膝活血行血；香附合吴茱萸、艾叶、小茴香、乌药温通开郁；苍术、云苓燥脾去湿，使经行则诸病愈。

经期目痛昏

【症状】

正值行经期间，出现目痛、昏，按之则痛减，至经后多缓解。常伴有心悸、神倦、小腹绵绵微痛，按之痛似消，舌一般，脉沉细弱。

【病因病理】

身体素虚、气血亏损，经血下行而不能上荣于目，故经期痛昏，按之而痛减。舌、脉之象均是气血虚弱之征兆。

【治则】

气血双补。

方药：八珍汤加减。

黄芪、当归各15克，大熟地、菟丝子各30克，香附12克，川芎6克，甘草3克。

方解：黄芪补气；熟地、当归、川芎、菟丝子补肝肾；香附行滞气；甘草和中健脾。

加减：如有腰痛加杜仲；心悸，加云苓、党参；小腹痛者，加小茴香少许。

经期、经后俱目痛昏

【症状】

经期目昏空痛，而经后加剧。伴有小腹不舒，腰部酸软，四肢乏力，面色苍白，头晕目眩，脉沉细弱或虚大，舌质淡。

【病因病理】

脾为生血之本，胃为化气之源。患者脾胃素虚，生化之源不足，不能上荣于目，故每至经来，头晕目眩，昏花空痛，而经后加剧。其腰酸肢困，颜面苍白，小腹不舒与脉舌之象，均为气血亏虚，不能温养肢体之征兆。

【治则】

温健中土，以资化源。

方药：四君子汤加味。

黄芪、党参、菟丝子各30克，云苓20克，白术、杞果各15克，甘草3克，生姜3片。

方解：黄芪、党参补气升提；白术、云苓补后天以资化源；菟丝子、杞果滋助先天之本；甘草、生姜和胃健脾，共奏气血充沛荣目之能事。

加减：面色苍白者，加当归、川芎。四肢乏力者，加桂枝。小腹痛苦甚者，加小茴香。

经闭目痛

【症状】

妇女闭经后，眼疼痛难睁。有的伴有头痛目眩，五心烦热，皮肤和大便干燥。甚或咳嗽，风轮起翳。在平时月经多紫黑，血腥逼人，少腹疼痛拒按。舌红或紫有瘀斑、苔薄黄而燥或无苔，脉沉细数或弦。有的头晕目空痛，面黄神疲，纳差腹胀便溏，或少腹冷痛、四肢不温、胸闷泛恶，月经往往由量少渐至停闭。舌淡苔白腻，脉缓弱。

【病因病理】

妇人经闭目痛，可概括为血瘀、血虚两种因素所形成。

肝藏血，开窍于目。气失条达则血瘀而经闭。瘀久生热上燔则目痛，甚而生翳。若涉及于肺则白珠赤，或兼咳嗽、大便干等证。

脾为生血之本，胃为化气之源。脾胃虚弱生化不足，故闭经。目失气血荣养所以目有空痛感。脾胃居中州，主四肢，肾为水火之根，位居下焦。脾肾亏损，故该症多伴有胸闷纳差、四肢不温，少腹冷痛和相应的舌脉等现象。

【治法】

1.血瘀闭经目痛者，治宜活血化瘀。

方药：红花桃仁煎合内障症主方加减。

红花10克，桃仁泥12克，当归10克，丹皮20克，川牛膝、生蒲黄、元胡各10克，香附、焦楂各12克，川芎6克。

方解：方中当归、川芎、丹皮养血凉血活血；桃仁、红花、焦楂、蒲黄行血逐瘀；元胡、香附理气止痛；川牛膝引诸药下行，使经通则目痛止。

加减：便干加大黄，经闭年久者加生水蛭；或用抵当丸。

2.属脾虚导致闭经目痛者，治宜补益气血。

方药：六君子合当归补血汤加减。

党参、白术各15克，云苓18克，黄芪15克，当归12克，熟地24克，川牛膝、乌药各10克，桂枝6~10克，炙甘草3克。

方解：参、术、云苓、炙甘草、黄芪补脾益气；当归、熟地补血活血以滋肾；乌药、牛膝温通下元；合桂枝通阳气，和营卫，开经络，则血液鼓动，气生血长，经调而目痛愈。

加减：少腹冷痛甚者加炒小茴香，便溏甚者加椒目，并重用白术，减川牛膝。

（二）妊娠目疾

妊娠目疾，历代医籍多有记载，如《审视瑶函》称"兼胎症"。此时无论患何眼病，总属多实多热，治宜安胎清火，调整脏腑。用药一般忌用硝、黄攻下之类和破血、耗气、有毒之品。若有须用之症，用之"亦无殒也"，但要详细诊断，严格掌握剂量，并用白术、黄芩固胎之药以监制之，而防万一。

妊娠目失明

此症类似现代医学所说的妊娠中毒性视网膜改变。

【症状】

妊娠期或临产前，头眩目昏，旋即双目失明（检查眼底有水肿、渗出等），灯火不见，而眼部外观无其他异常形色。其中有的兼有面红、耳鸣、失眠、盗汗、脉细数；或兼有胸胁胀满，乳房胀痛，口苦，脉弦等症；甚则腮项肿胀，便干溲黄；或伴有喉中痰塞，胸闷呕吐等；有的面色苍白虚浮，下肢水肿，怕冷，自汗，腰酸乏力，纳差，便溏，舌淡、苔润，脉缓无力等。

【病因病理】

妊娠期间，因血养胎，血多不足，而相对的气多有余。"气有余便是火"，火为阳邪，其性炎上，燔灼阴液，耗伤阴血，则目无血荣而失明，且兼有头晕面红，耳鸣、失眠、盗汗、舌红脉细数等；如因郁怒化火，损及于目，则必兼有胸胁胀满、乳房胀痛、口苦脉弦等症；且火甚则为毒，故妊娠目失明亦兼有腮项肿胀，便干、溲黄者。临产前胎体业已增大，最易影响脾胃气机升降失常，导致清阳不升，浊阴不降；故此时之失明，多兼有喉中痰塞，胸满呕吐等症。若脾阳不振而水湿泛滥，湿为阴邪，阴遏清阳，上犯目窍则失明，困于中州则纳差，注入下部则肢肿，便溏。脉缓无力，舌淡、苔润均为湿盛之征。

【治则】

健中安胎，清热明目。

方药：四君子汤加减。

党参15克，白术12克，云苓20克，当归12克，黄芩10克，菟丝子30克，生甘草3克。

方解：用四君子汤培补中土；当归、菟丝子补肝肾，合为固胎之本。又因妊娠多火，白术性燥，更用黄芩以折之，共成平调生理，恢复全身机能之主方，临证根据不同病情，加减施治。

加减：属于火灼肾阴者，加黄柏、地黄、女贞子。属于怒伤肝气，郁而化火，伤及肝血者，加胡黄连、茺蔚子、生首乌。属于火极为毒者，加金银花、连翘、大黄，减去白术。属于胎体增大，影响气机升降者，加黄芪、陈皮、元参、桂枝。属于脾阳不振，湿邪为患者，加黄芪、桂枝、石菖蒲、羌活、生姜皮。

妊娠感冒目昏痛

【症状】

妊娠期间，目痛昏花如旋，伴有恶风憎寒，发热或壮热，项背拘急，头痛，心胸烦闷，脉浮数等。

【病因病理】

妊娠期间，不避寒凉，露背当风，导致风邪外袭，侵犯太阳。太阳经挟脊，入头目，主体表，为一身之藩篱。风中太阳，遏阻营卫，故头目昏痛，恶风发热，项背拘急。风邪入里化热，灼阴成痰，阻遏肺胃之气，则心胸烦闷。脉浮数系外感化热之象。

【治则】

解表清热兼固胎。

方药：桑菊饮加减。

桑叶、菊花、寸冬、忍冬藤各30克，生石膏18克，白术15克，防风、竹叶、黄芩、陈皮各10克，甘草3克。

方解：桑、菊、生石膏祛风解表清头目；防风解表除风邪，忍冬藤通经络，解脊背之风邪；竹叶清心火；黄芩清诸热；陈皮行滞气以利胸膈；佐寸冬以养阴；白术、甘草健中气以固胎。

加减：口渴甚者，加大寸冬量；便干者，加田大云，仍无效者再加大黄。自汗者，加青蒿；体素虚者，加党参；作呕者，加枇杷叶（去毛）、砂仁。

（三）产后目疾

产后目病，《审视瑶函》称之为"为产症"。发病原因，多由于分娩时的创伤和出血，以致气血亏虚所形成。《医宗金鉴》和《审视瑶函》虽云有思、哭、劳、瞻、嗜食厚味、外感时邪等因之说，而总属气血虚弱，正不胜邪所导致。

在诊断时要详察虚中夹实，注意腹痛与否以辨有无瘀血，详问大便是否通畅，以识津液盛衰，再结合乳汁行与不行及饮食多少，以了解胃气之强弱。

治疗大法应本着产后以补虚为主，而又不可呆板拘泥于产后。在用药上开郁勿过耗散，消食务兼扶脾，热多不宜过用寒凉，寒多不宜过用辛燥，这样始能面面俱到，而无顾此失彼之患。

总之，要依妇科产后治法为准绳，用四物补肝汤（《医宗金鉴》方）为主方，灵活化裁，辨证施治。兹将产后常见病阐述于下。

产后目昏

【症状】

产后整日目昏，口干不饮，气短，或伴流泪症，脉沉细或虚大。亦有午后至夜而目昏，且头晕耳鸣者。

【病因病理】

妇人以血为本，以气为用。产后百脉动摇，气血俱伤，而不能上升荣养头目，故出现整日目昏、头晕、气短等症。脉沉细或虚大均是气血不足之象。伴有流泪者，系有风邪外袭，其脉多兼浮象。

若午后至夜目昏，乃阴液虚而相火动所导致，多兼有口苦，或大便干。

【治则】

补益气血。

方药：八珍汤加减。

黄芪12克，党参15克，当归12克，川芎10克，益母草12克，菟丝子30克，制首乌15克，香附12克，陈皮12克，甘草3克。

方解：芪、参、归、芎、菟丝子、首乌补气血；益母草、香附活血化瘀；陈皮行滞以防诸药之腻；甘草和药健胃，合为平补气血之剂。

加减：兼耳鸣口苦者，加盐黄柏。便干，加田大云。有泪者，加荆芥、防风、蕤仁。

产后目痛

【症状】

产后目珠疼痛，伴有恶露不止，少腹疼痛。腹痛有喜按和拒按者，脉亦有虚大和沉实者。

【病因病理】

产后恶血（亦称败血）淋漓不尽，秽浊之气（恶血）上冲，故目珠疼痛；败血积于少腹，故痛而拒按，脉沉实（为实证）。

血下过多，气随血虚，血室空乏，故少腹痛而喜按；目失所养则目珠空痛；脉象虚大（芤）亦为气血虚弱之象（为虚证）。

【治法】

（1）属实者，治宜活血化瘀。

方药：生化汤合内障症主方加减。

黄芪12克，当归24克，川芎6克，香附12克，桃仁10克，益母草30克，炮姜3克，炙甘草6克。

方解：用大量当归补血，佐川芎以行血，香附以行气，合桃仁、益母草活血化瘀，炙甘算、炮姜温健脾胃，用黄芪以助诸药之力，共奏补血消瘀之能事。

（2）属于虚者，宜补其气血，佐以化瘀。可在上方中去香附、桃仁，加党参15克、炒小茴香10克，把益母草减为15克，黄芪量增加至30克。

产后目晕

【症状】

产后突然头目昏晕，闭目恶视，视物欲吐，伴见前额、鼻尖有微汗，神志恍惚，鼻出冷气，形体不支，甚则不语。其目昏之状，较"产后目昏"等症为重。舌淡，脉微细。

【病因病理】

妇人禀赋不足，产后血复尽倾，太冲大虚，故头目昏晕，闭目恶视，视物欲吐；心主神明，心血随胎而堕，心气随血散失，故神志恍惚；汗为心之液，鼻为肺窍，心肺气虚，故前额、鼻尖微汗，且出冷气；心开窍于舌，心气虚甚则不能语；四肢百骸，五脏六腑失其濡养，故形体不支，脉微细。因该症系血舍空虚，气亦将脱，所以较"产后目昏"症为重。

【治则】

大补气血。

方药：当归补血汤加味。

黄芪60克，当归、党参各30克，桂圆肉15克，山萸肉12克，益母草20克，炮姜2~3克，陈皮、炙甘草各10克。

方解：本症原系产后血晕症所引起的目疾。在治疗上应急补血液为主；然有形之血不能速生，且必须得到阳气的温煦而后才易生长；无形之气须当急固。故本方用补气之黄芪倍于补血之当归，而复用炮姜以助温化之气，迅使"阳生阴长"，并佐二肉以滋阴液而止汗。用党参、炙草健中以止呕，益母草祛旧以生新，陈皮行气以防滞，合之补而不腻，阳生阴长，为治产后目晕等症之良剂。

产后瞳仁散大

【症状】

产后数日瞳仁散大似失明，除此以外，目无任何形色，体无其他痛苦，惟觉头稍不舒，脉虚大，舌无苔。

【病因病理】

瞳仁属肾，肾司开阖，乌珠属肝，肝藏血液。产后肝血亏损，不能荣养乌珠以固卫瞳仁。且肾气已虚，开阖无权，故瞳仁散大。头感不适，脉虚大，舌无苔均是肝肾亏损之象。

【治则】

大补肝肾。

方药：大补元煎加减。

人参15克，熟地24克，黄芪、当归、山药、杜仲、山萸肉、五味子各15克，炒白芍10克，菟丝子30克，炙甘草6克。

方解：本症属肝肾亏虚。因肝肾同源，故用熟地、山药、杜仲、当归、菟丝子补肝肾，更用山萸肉、五味子、炒白芍甘温酸收以敛瞳神，炙甘草配人参、黄芪健脾益气以助生化之源。

产后眼皮赤烂

【症状】

产后眼皮（上下睑）赤烂，甚则结痂，时而作痒，多伴有纳呆，胸闷，无力，目昏症。苔黄腻，脉多濡数。

【病因病理】

上下眼皮名胞睑，在脏属脾。产后脾虚，运化力弱，湿邪浸于胞睑则湿烂，湿聚则生热，湿热熏蒸则胞睑充血而色赤，甚则结痂或倒睫；复外受风邪，风热湿俱盛，故痛痒赤烂交作。

【治则】

健脾利湿，清热散风。

方药：四君子汤加味。

党参12克，炒白术15克，云苓18克，薄荷、黄芩、川羌各10克，西滑石、白鲜皮各12克，丹皮15克，甘草3克。

方解：用四君、滑石健脾利湿，以薄荷、黄芩、川羌、白鲜皮、丹皮清热消肿、凉血、祛风止痒，肿赤甚者，加木通散结利水、导湿热以下行。

附 外治法：

用荆芥、防风、苦参、地骨皮、白蒺藜、黄柏、薄荷，水煎后过滤，温洗患处日2~3次，每剂药可洗2天。有结痂或鳞屑者，可先将鳞屑轻轻擦去，上方再加丹皮、金银花水煎外洗，其洗法同前。

交感目痛

【症状】

妇女每值交感，眼中痛如针刺，闭目难睁，并有阴中流血。亦有目痛不甚而阴中流血不止者。

【病因病理】

多因不注意经期卫生，在月经初来或妊娠期间，恣意行房，使经血不能通畅泄净，与交媾之精并积于内，导致冲任气机闭结，淫气上冲于目，故眼中痛如针刺，闭目难睁。且以后每值交媾，冲动离经之血，故阴中出血或流血不止。

【治则】

疏通冲任，引精外出。

方药：引精止血汤（傅青主方）加减。

人参、白术各15克，熟地24克，车前子、黑荆芥各10克，黄柏6克，上肉桂3克，田三七粉1.5克。

方解：用参、术健中补气，熟地补精，车前子利小便，配黄柏直入阴中引凤精出于阴道，复用荆芥引败血从小便而出；肉桂以理心肝之血，田三七解血中之毒而止痛，合为调停曲折之剂。故能除旧疾而起沉疴，本症自然消失。

附注：服药后，必须戒房事3个月，方能破者不至重伤，补者不至再损。否则只可取眼前之效耳。

梦交目昏

【症状】

妇女梦交，两眼模糊、昏花，外无形迹可见，伴有口干思饮，卧不安枕，易惊腰酸，骨蒸潮热，脚颤难立。

【病因病理】

本症为少阴相火偏亢引起。盖相火者，源于肾，寄居肝胆，游行于心肾之间。心火宁静，肾气充沛，水火既济，则相火不动。若竭思伤心，贪色伤肾，则相火妄动，游行心肾、劫扰肝胆，致使心神不宁，魂魄不安而作梦交，出现目昏等症。

【治则】

泻相火，纳肾气。

方药：封髓丹加味。

人参15克，熟地24克，当归15克，砂仁、黄柏各6克，甘草3克。

方解：相火得血则藏，水济则平。故用熟地、当归同补气摄精之人参寓于封髓丹之内，而共奏宁相火、安魂魄、止梦交、封髓明目之效。本方乃不从形求，而以气求之也。

二、小儿目疾

小儿正在生长过程中，其生理病理、辨证用药均有它一定的特殊性。

小儿在生理上是"五脏六腑，成而未全……全而未壮""稚阴稚阳"之体。一方面，小儿如旭日初升，草木方萌，欣欣向荣，乃生机日益旺盛之时期。

另一方面，小儿抵抗力差，容易患病，且变化迅速，热多寒少，故有称"纯阳之体"者。再一方面，小儿病情多单纯，主要为外受风邪（如风火烂眼等）；内伤饮食（如疳积攻目等），而无七情之扰。

故对小儿目疾，若能及时就诊，辨证准确，用药轻灵（药味少，药量轻，药性平），治疗可有随拨随应，迅速康复之功。

初生儿目闭不开

【症状】新生儿1~2天内，闭目不开，用手轻轻分开视之，内有浊汁，或目内虽然洁净，而眼珠却不转动，有的伴有胞睑肿胀赤烂并有脓糊，亦有目虽能睁而不能持久者。

【病因病理】

（1）小儿生下，耳目口鼻多有秽浊，生后即当先用消毒棉蘸蒸馏水（微加温），擦净口鼻耳内浊垢；后再缓缓冲洗目内浊汁（按眼科冲洗法操作）。失此则目内秽浊积滞而双目难睁。

（2）"阳气盛则瞋目，阴气盛则瞑目"（《内经》）。阴气偏盛则阳气不能荣目，故眼内虽然洁净而目不能睁，且眼珠不能转动（阴静阳动）。

（3）产母在孕期过食辛热，热积脾胃（胞睑为脾胃所司），冲于胎儿胞睑，故目闭伴有红肿脓烂。

（4）上胞属脾，脾主肌肉；下胞属胃，胃为宗筋之长。肝藏血，开窍于目而主筋（肝肾同源），小儿禀赋虚弱，气血不能荣养肌肉、宗筋，以致筋脉弛缓，肌肉收缩能力不强，故目能睁而为时不久，

【治法】

根据病情，分别治疗。

（1）目内有浊汁者，先用蒸馏水冲洗双目（按眼科冲洗法操作），继用熊胆少许，开水溶化点眼，一日数次。

（2）目内洁净而睛不转动者，治宜升阳活血通络。

方药：助阳活血汤（《目经大成》方）加减。

黄芪、当归各3克，川芎1.5克，葛根1克，柴胡、升麻各0.5克，丝瓜络、橘络各6克，水煎过滤干净，缓缓滴入小儿口中。

方解：当归、川芎补血活血，黄芪、柴胡、升麻、葛根升提清阳上行于目，佐丝瓜络、橘络疏通经络，诸药共奏升阳活血，通络开目之功。

（3）目闭而内无浊汁，胞睑红肿脓烂者，治宜清热解毒。

方药：自制肉轮主方加减。

生石膏、金银花、连翘、地骨皮各3克，黄连、薄荷各1.5克，大黄1克。

方解：胞睑为脾胃所司。"湿盛则肿，热盛则腐"，故用生石膏、黄连、大黄清脾胃之湿热，金银花、连翘配薄荷、地骨皮消肿之药，则热清毒解，肿烂自消，目即可开。

此方母子同用，其母用成人量，并可随症加减。

（4）目闭而有时能睁，但不能持久（目内无秽浊）者，治宜补肝肾，健脾胃。

方药：大补元煎加减（《景岳全书》方）。

黄芪、党参、当归、怀山药各1.5克，大熟地、蒸首乌各3克，杞子1克，炙甘草0.5克，水煎滤净汁，频频点入小儿口内。

方解：参、杞、山药、炙甘草健强脾胃，大熟地、制首乌、当归滋补肝肾，以黄芪助诸药之力。

若目闭不开，内无秽浊，外有太阳证者，系产时小儿受外感，风邪侵入经络所致。按太阳经病治疗即可。

痘疹攻目

本症又名浊害清和、斑疮入目，系小儿患麻疹、痘疮等所引起的一种眼病。《审视瑶函》称之为"浊害清和"症，《医宗金鉴》称之为"斑疮入眼"。

【症状】

眼胞红肿，眵泪交作，畏光疼痛，久闭难睁，白珠赤丝，风轮起翳；甚或凹陷（角膜溃疡）突起（虹膜外脱），而导致失明。

【病因病理】

痘疹原系内蕴热毒，复被外邪所困，热毒不得向外透达所形成。在初起时，用辛凉之品清内攘外，则症自愈。若失治，使热毒滞留于脏腑，多上冲于目；或用药不当，使热毒不能迅速向外透达（如"银翘散"类），以及使热毒随升药（如升麻葛根汤之类）上行于目者，均可导致热毒上攻损目。

热毒伤于脾胃则眼胞红肿，眵泪交作，畏光疼痛，久闭难睁；伤于肺则白珠赤丝；伤于肝血则风轮起翳，甚或凹陷（角膜溃疡）。"一逆尚引日"，久则致失明；甚或变症蜂起（"促命期"）。

【治则】

宜分两个阶段施治。

（1）在痘疹初起，身热口渴，眼红流泪时，或疹在皮肤之间隐隐发出红点如物影之摇动，似有似无时，宜内清热毒，外解时邪。

方药：清解散（可作汤剂）。

党参4.5克，生石膏12克，西滑石6克，荆芥10克，金银花6克，大白、枳壳各4.5克，生甘草1克（3周岁以下者，量酌减）。

方解：用党参滋阴液，助正气；配石膏、滑石、荆芥、金银花清热解毒，疏散表邪；大白、枳壳协滑石导热毒从内下行而解；甘草合诸药、健脾胃。一剂则表邪遽解，热毒外达，痘疹顺出，而绝无热毒上攻损目之患。

加减：口渴，加元参、花粉。大便干，加大黄。发热甚，加地骨皮。便稀者，以因势而导之。切忌用白术等以补之。

（2）如失治、误治而目已伤害者，若眼胞红肿，白睛赤丝，用上方（清解散）减党参，加桑白皮、地骨皮、白薇等。若风轮起翳、眼不红不痛者，用四物汤加白蒺藜、谷精草、升麻、元参。若风轮凹陷（角膜溃疡），用元参、当归、首乌、黄柏、黄芪、生甘草、三七参（冲服）。若风轮凸起（凝脂、旋螺、蟹睛——虹膜脱出），用黄芪、金银花、连翘、大黄、当归、元参、荆芥、田三七参、羚羊角粉、甘草。此乃误治之重症，往多失明，用此药尚期以救万一耳（临症可再参本书风轮有关章节）。

疳积上目

本症多见于1~5岁的小儿，多系肠胃积滞所引起的眼病；若失治、误治预后多不良。兹将此症分为四个阶段论述：前驱期、初期、中期、末期。

【症状】

前驱期（夜盲期），初起可见腹泻纳差，眼胞频频眨动，傍晚及夜间发烧，视物昏花；多伴有怕光难睁不喜抬头、常合面而卧、持眉咬牙、揉鼻等症，俗称"鸡盲"、小儿雀目。初期（干燥前期），白睛萎黄无光失去弹性，当眼球转动时，则出现乌珠缘同心性皱襞、乌珠暗淡无光，知觉减退；撑开眼皮使眼球暴露片刻，则乌珠表面的模糊状态更为明显，此乃是早期诊治至关重要的时期。中期（干燥期）较初期进一步发展，则白珠的同心皱襞更为显著，同时睑裂部之白珠出现银白色的泡沫状三角形皱襞，基底朝向乌珠之颞侧边缘，其表面不能被泪液所湿润（毕脱氏斑），常双眼对称出现；且风轮呈雾状混浊，渐生白膜，遮满黑睛，旋起黑晕，晕内一圈黑，一圈白，风轮知觉极迟钝，羞明现象日益明显；全身还伴有午后潮热，头发稀黄，形容枯瘦，嗜食生米、泥土，腹胀便溏，大便下虫等。末期（角膜软化期），白睛粗糙增厚，皱褶明显，乌珠混浊加重，呈白色或黄白色，最后上皮剥落，进而继发感染，形成风轮疮（角膜溃疡）及黄液上冲（前房积脓），甚至发生旋螺蟹睛（角膜穿孔、虹膜脱出），若治疗适当，便可病情终止，留有白斑（粘连性角膜白斑），或风轮凸起（角膜葡萄肿）。若治之不当，可致使眼球塌陷（眼球萎缩），体枯皮焦，青筋努起，神情萎靡，病情危笃，至此非但双目无用，即是生命亦难保存。

本症虽多系肠胃积滞所引起，但导致肠胃积滞的原因较为复杂。如感冒发烧，营养不良等均能致成此患。兹举其要者阐述于下。

【病因病理】

本症多由脾胃运化失常所引起。脾胃为后天之本，生化之源，一旦失调，气血不能荣目，则出现肉轮（属脾胃）眨动及纳差，傍晚目昏（夜盲）等症。

肝藏血，以气为用，性疏达。肺主气，由肝疏泄而肃降。两脏均赖脾土运化水谷精微以荣养，其功能始可正常。脾胃虚弱，运化失常，则白睛（属肺）无光，乌珠（属肝）暗淡，干燥痒涩（干燥前期），甚则出现白睛灰白色、风轮混浊、白膜黑晕，而伴有潮热、枯瘦、发黄、腹胀、便溏、大便下虫等症（干燥期）。脾为生血之本，胃为化气之源，若长期失调，势必五脏亏损。肺气虚，不能清肃下行，则白睛粗厚，迭成皱圈。肝主疏泄，虚则瘀滞，郁而化火，上蒸肝窍，则风轮混浊生疮疡（角膜溃疡，前房积脓）；甚则成为旋螺蟹睛（虹膜脱出）、风轮凸起（角膜葡萄肿）、眼球塌陷（眼球萎缩）等症。若再伴有体枯腹大、脐凸、青筋努起、枯瘠变形、泄泻不止、手足浮肿、声哑、嗽喘等症，病至末期，证属危候。

【治法】

宜健脾为主，根据病情、证候分期治疗。

1.前驱期　治宜和脾消积，攻补兼施。

方药：和脾片合疳积散加减（江苏新医学院《中医儿科》验方）。

党参6克，茯苓、焦楂、炒神曲各9克，麦芽15克，炒苍术6~9克，香附6克，黄连3克，槟榔3~4.5克，生甘草、鸡内金粉（炒、研、冲服）各1.5克。不满3周岁的患儿酌情减量。水煎内服。

方解：参、苓、术、草、山楂、麦芽、鸡内金、神曲健脾胃消积聚；槟椰、黄连杀虫清湿热；用香附之开郁同槟榔之泻下寓于诸药之中，则成为和脾消积，攻补兼施之良剂。

加减：泄泻甚者加西滑石，减槟榔。腹胀脉弱者去槟榔，加川朴、陈皮、使君子肉。

2.初期　治宜健脾清热解毒。

方药：资生健脾丸合银翘散加减。

党参6克，生山药10克，白扁豆6克，茺蔚子10克，金银花、连翘各12克，当归6克，黄柏3克，甘草1.5克，生雷丸3克，三七参粉（外冲）1克，水煎，内服。不满3周岁者，酌情减量。

方解：党参、山药、扁豆、甘草健脾；金银花、连翘、当归、黄柏、茺蔚子清热解毒，活血凉血；生雷丸杀虫消积；田三七解血中之毒而止痛，共奏治疗风轮疮疡之效能。

加减：黄膜上冲，加煅石膏。成旋螺蟹睛者，当归、茺蔚子、三七参量均加倍。便溏，加西滑石、云苓，去连翘。便干，加生首乌。口渴，加寸冬。

3.中期　治宜健脾清肝，佐以杀虫。

方药：雷丸丹加减（《万全方》）。

生雷丸、使君子肉各60克，党参、胡黄连、芜荑、乌梅肉、广木香、肉豆蔻各30克，干蟾皮2个，鸡肝（切碎，晒干）120克，真元寸（好麝香）1.2克。

上药均当晒干或阴干（鸡肝除外），忌焙、炒。并备小米适量。

制法：诸药共为细面，小米作心，水为丸，绿豆大，西滑石粉为衣。每晚临卧前，用小米清汤送服3克。或者将上药共为细末做散剂，每日早晨及中午各服1次，每次1~1.5克。使小米微煮，用清汤送下，不满1周岁的小儿要酌情减量。

方解：湿热积聚繁殖虫，虫畏苦辛而恶酸，苦辛酸味俱备，虫食则易死。故用苦寒泄降，分解虫体之雷丸为君药；臣以辛味之蟾皮、芜荑解毒消疳杀虫；佐以胡黄连、西滑石清利湿热，杜绝殖虫之源；又恐苦寒伤脾，复佐党参、使君子肉、木香、肉豆蔻、鸡肝和小米辛甘酸味，以健脾生津，补肝和胃兼杀虫；更用元寸为使，通经达络，活血开窍，作诸药之向导，遍行周身，以获健脾灭虫明目之功效。

4.末期　病情已至脾气衰败，补脾不及，杀虫无效，惟有温中扶阳以救万一。

方药：附子理中汤。

制附子3~6克，党参、白术、茯苓等各9克，干姜1.5克，炒白芍、炒鸡内金（捣碎）各6克，使君子、炙甘草各3克。

附 外治法：

①针足三里、合谷，每日1次。若虚寒者灸足三里。②用三棱针或粗针，浅刺四缝（即食指、中指、无名指、小拇指的掌面中节的横纹中央处）1~2分深，速刺速退，退针后，从针孔中挤出少许黄白色透明液。③忌用外点药！

预防：本症多为小儿高度营养不良所引起，应首先防止营养不良，以杜此病之成因，当注意下列两点：①大力宣传不合理"忌口"的害处。对断乳期的婴幼儿和发育期儿童，在患病期间，须特别注意合理喂养，补充必需的营养品和易于消化的食物。②普及小儿喂养知识，防止发生营养不良。哺乳期小儿，以母乳喂养最为适宜。人工方法喂养时，应选择含营养丰富而易于消化的食物，同时应按照小儿年龄逐步加以调整。可根据当地的实际情况选择代乳品（米粉制品、代乳粉）、豆浆、鲜牛乳、鲜羊乳、奶粉等为喂养食品。新鲜蔬菜、蛋类、胡萝卜等，可为辅助食物。③另外，本症在初期呈现夜盲者，用松针90克洗干净、捣烂，加水煎汁600毫升，每次服200毫升，日3次。效果良好。

目劄

【症状】

小儿上下眼皮不定时地连连开阖，时而揉眉，俗称"眨巴眼"。有的伴有白睛发红、目痒、纳差、口苦等。

【病因病理】

脾主肉轮（眼睑）。若饮食伤脾，脾虚不能生血，肝失血养（肝以血为体），血虚生风，脾虚复受肝风激动，则开阖失司，故眼皮有不定时地连连开阖与揉眉、纳差等症，肝虚则相火动，故有口苦，白珠微红之兼症。

【治则】

健脾补肝，兼杀虫。

方药：四味肥儿丸加减（改作汤剂）。

炒白术、胡黄连各4.5克，芜荑、龙胆草、炒鸡内金各3克，钩丁、菊花、麦芽各15克，当归6克，川芎1.5克，生甘草1克（1周岁以下小儿减量）。

方解：本病源于脾虚而及肝，故以白术、麦芽、甘草、鸡内金健脾为主药，臣以当归、川芎补肝虚，佐以胡连、胆草泻相火，用芜荑以防病久成疳而生虫，复用钩丁、菊花以镇静。

加减：如将成疳，加雷丸。便溏，加重白术量，减去胡黄连。便干，去白术加生首乌。

辘轳转关

【症状】

目珠震颤、倏忽不定，不随意地上下、左右往返摆动（亦有旋转者）。有的伴有头晕、耳鸣、视弱、视一为二（复视）、目珠偏斜、白睛翻露等。

【病因病理】肝藏血，为刚脏而主风，开窍于目。高烧伤阴，惊恐伤肾，则阳亢风动，上冲目窍，故目珠倏忽不定，出现不随意地往返摆动。

肝风挟痰，横窜目窍，郁闭筋络，则伴有目珠偏斜，白睛翻露等症。

若肝肾素亏，髓海空虚，目窍失养，则伴有视弱、头晕耳鸣、视一为二等症。

【治则】

补肝肾，祛风化痰。

方药：四物汤合钩藤汤加减。

黄芪3~6克，当归6克，大熟地12克，川芎3克，钩丁、菊花各15克，芜蔚子6克，白僵蚕6~10克，细辛、甘草各1克。3周岁以下减量。

方解：熟地、归、芎补肝肾之阴；钩丁、菊花、白僵蚕、细辛祛风镇静；甘草以健中；复用芜蔚子开郁引诸药入肝；更用黄芪补气，以助补肝肾祛风之力。

加减：热甚者，将熟地改为生地，加羚羊角粉。头痛、苔干黄，加生石膏。伴目珠偏斜、白珠翻露者，加川贝母、白芥子、川郁金、香附，去熟地、钩丁、菊花。伴视弱、头晕耳鸣、视一为二者，加生首乌、桑葚、山萸肉，去白僵蚕、细辛，再加重黄芪量。

通睛

【症状】

双目黑睛都呆定于内眦部位，而亦有双目或一目偏向于外眦者，但不常见。该定又名"斗鸡眼"，俗称"斗睛"。现代医学谓之"内斜视"。属于眼肌麻痹症。小儿患此症者较多。

【病因病理】

多由婴儿眠于牖下亮处，侧视已久，导致眼带（眼肌）滞定，或因高烧，或因外伤而气滞血凝，或因体弱而风邪侵入经络等，致使眼中气血瘀结，眼带（眼肌）偏缩固定，转动不能自如所形成。

【治则】

急予开瘀导滞。

方药：内障症主方加减。

茺蔚子3克，香附3~6克，桃仁1.5克，橘络、丝瓜络各10克，当归6克，川芎1.5克，伸筋草12克，黄芪6克。不满3周岁者减量。

方解：茺蔚子、香附、桃仁，开血瘀、行滞气；橘络、丝瓜络、伸筋草，通经络舒筋脉；当归、川芎，活血；并少量黄芪，以助开郁、活络、舒筋之功。

加减：因高烧引起者，加少量金银花（微炒）、丹皮。系外伤者，加三七参粉、骨碎补少许。素体虚逐渐形成此症者，宜去香附、桃仁，加党参、甘草。兼受风者，酌加荆芥、菊花、僵蚕少许。

若为时已久，内服药物难愈，宜配合矫正术等外治法。

小儿青盲

本症多是患温热病所造成的一种眼病，属于现代医学所说的视神经萎缩。

【症状】

高烧（如脑炎、麻疹等）后，忽然视力极度下降，甚至只有光感。这是小儿青盲的前驱症（小儿皮质盲类）。若失治、误治，迁延日久，往多失明，而外眼正常，成为青盲（视神经萎缩）症。并且有的伴有夜卧多惊，呕吐痰涎、黄汁等症。

【病因病理】

小儿稚阴稚阳之体，在高烧的过程中，气血津液急剧消耗，脉络受损，目系（视神经、视路）得不到荣养而干涸，故失明（多为双眼）。

若余热内郁、上灼心神，神明失主，则有夜卧多惊；灼伤脾肺肝阴，则出现呕吐黄汁、痰涎等症。

【治则】

清热解郁。

方药：白虎汤加减。

生石膏12克，党参、金银花、丹皮、当归各10克，寸冬15克，茺蔚子、女贞子各12克，山栀子6克，石菖蒲3克，生甘草1.5克。3周岁以下，酌情减量。

方解：用党参、当归、甘草益气补血；寸冬、女贞子滋养阴液；更用生石膏、栀子，清心肺之热，兼和脾胃；丹皮、茺蔚子合金银花，以开郁导滞，清解血中之热毒；石菖蒲芳香醒脾，开窍豁痰。诸药并用，清热解郁，益气养阴，以冀明目。

加减：若有抽风，可加蜈蚣、钩丁。大便溏去栀子、丹皮，加滑石、车前子。大便干，加番泻叶。若神志不清，加朱茯神、牛黄（外包，冲服）、莲子心等；甚者，将石膏加倍。若吐稠痰或兼嗽者，加川贝母、紫菀。若脾胃虚弱、纳差便溏、体质差者，去生石膏、丹皮、栀子、茺蔚子、女贞子、寸冬，加白术、云苓、炮姜、枸杞子、菟丝子。

附 哺药法

（1）凡初生儿不满1岁者，把煎成的药汁用脱脂棉蘸取，频频滴入小儿口内，每一剂药一天滴完。

（2）凡1岁以上小儿，可采取半仰坐位喂服，以免药汁噎塞气管，发生意外。

（3）凡2~3岁者，可以不定时地让其自饮，或采取坐位灌入。

（4）煎成的药汁，一般不要加糖。

（5）禁忌生冷、肉食和一切不易消化的食物。

三、眼外伤

眼外伤不论在平时或战时都较常见。随着我国工农业生产的发展，机械化程度不断提高，加强眼外伤的防治，成为眼科医务人员的一项重要任务。兹分述于下。

异物入目

异物飞冲入眼，停滞于气轮或风轮表面，称异物入目。

【症状】

异物入目后，自觉有不同程度的沙涩刺痛感。如黑睛被异物伤后，则有疼痛、流泪、畏光、异物感等刺激症状。检视眼部，可见异物在黑睛或白睛表面；若异物在上眼皮里，需翻转上睑才能找到。黑睛被伤处，可见损伤区的黑睛周围有轻度睫状充血。

【病因病理】

因异物（如火药、金属屑、尘土、煤灰、木屑或竹刺、玻璃碎碴、谷壳、农作物碎片或昆虫毛刺等）飞冲入眼，停滞于白睛或黑睛等表面而成本病。但主要原因系由于患者对眼之保护不够注意。

【治法】

较为复杂，但主要是将异物剔除。凡异物入目后，切勿用手揉擦，以免伤诸膜，或将异物压入深层。可按下述方法处理。

（1）凡飞虫、尘砂入目时，可用手向前拉上眼皮，让泪水向外冲刷，待几秒钟即可冲出。如泪水冲不出，可再依下条施治。

（2）白睛异物伤，可用生理盐水冲洗白睛，或用棉签蘸生理盐水，将异物轻轻拭去，并点消炎眼药水或膏。剔除异物后，如有红肿、眼眵等不适反应时，可服祛风清热剂，药用金银花、丹皮、菊花、蝉蜕、桑白皮、土茯苓，煎汤去渣内服。

（3）黑睛异物伤：剔除黑睛异物前，必须严密消毒，以免继发感染。用1%地卡因点眼做表面麻醉后，先用生理盐水及1/5000的升汞溶液，分别冲洗眼内，然后再点1%地卡因一次。浅表的异物可用棉签蘸生理盐水后轻轻拭去。较深的需用消毒过的针头（一般做肌内注射之针头）或异物针将异物剔去。操作时必须认真细致，针头应紧靠异物旁，同时朝向黑睛周边，轻轻将异物剔出，以不残留异物及损伤健康黑睛组织为原则。异物较多者，一次剔除不完时，可分别剔除。如异物在黑睛深层，剔出时应小心谨慎，防止刺穿黑睛将异物推入前房。昆虫毛刺或竹、木屑嵌入角膜，可用小镊子轻轻顺向拔除，如难于取出者，应做进一步处理。黑睛异物剔出后，必须点消炎眼药水或药膏，并将患眼包扎，次日复查。术后仍有怕光、流泪、疼痛等刺激症状时，可用龙胆草、土茯苓、夏枯草、牡丹皮、红花水煎去渣内服。如上述症候明显加剧，宜服土茯苓60克，金银花、菊花、生首乌、元参各30克，丹皮24克，当归15克，荆芥穗10克，三七参粉（另包，冲服）1.5~3克，以杜风轮发生感染。

撞击伤目

眼球因铁块、泥石、农具、拳击、弹弓等钝物撞击受损，没有破裂者，称为钝挫伤。而严重的钝伤可导致眼球破裂。

【症状】

1.眼球未破裂（包括未出血和已出血）

（1）眼胞青紫，肿闭难开，白睛血红如染或赤红隆起。但眼球完好，视力变化不大。

（2）黑睛擦伤，轻者仅擦伤表皮，重者则可损伤深层组织，可有畏光、流泪、刺痛、异物感等刺激症状，视物昏花。如点荧光素或红汞，可见伤处着色。

（3）瞳仁变形：或见散大（瞳孔括约肌麻痹），或呈缺损不圆（瞳孔括约肌断裂，虹膜粘连等）或呈扁平、双瞳形（虹膜根部断离），患者单眼或双眼复视，视力下降，眼球胀痛。

（4）挫伤严重者，用手电筒照射检查，可能看到黄仁摆动（虹膜震颤），形成晴珠脱位或半脱位。

（5）引起暴盲（视网膜脱离），目系（视神经、视路）受损（视神经挫伤）等眼底损伤症，抑或引起眼球发硬（眼压高等）。以上五项均属未出血而血液瘀滞症。

（6）前房积血（眼内出血症）：患者黑睛（角膜）下方呈红色星月形，甚或乌珠赤色（红角膜），亦可引起眼球硬（眼压高）。

（7）眼内（玻璃体、视网膜等）大量积血和出血，可见视力严重障碍。

2.眼球已破裂

（1）黑睛（角膜）、白衣（巩膜）全层破裂，多发生在黑白睛交界处。睛珠、神膏、睛膜等眼内容物大量脱出，同时眼内大量出血外溢，眼球变形、塌陷，视力完全丧失。

（2）有时眼球破裂发生在完整的白睛表面下，表现为白睛下浓厚的积血，呈暗红色隆起，眼球软。

【病因病理】

钝撞伤目，均可在不同程度上导致气血瘀滞，或风毒外袭内陷，或脉管破裂，血溢于外。故可见以上等症。

【治法】

本病治法分有以下数种：

（1）眼珠未破裂（包括未出血和已出血者），治宜活血化瘀，佐以止血镇痛。

内服方药：自制内障症主方，再加土茯苓、金银花、田三七（研粉，冲服）。

若眼皮青紫、肿闭难开者，加薄荷、川羌。白睛赤红隆起者，加丹皮、公英。黑睛擦伤、怕光流泪、刺痛者，加元参。同时可先用升汞液冲洗，清除异物，然后点消炎眼药水或眼药膏，并包扎双眼。黄仁震颤（晶体脱位）者，可手术摘除晶状体或针拨内障。眼球硬（眼压高）者，可参阅本书关于青光眼的治法。

若瞳仁变形，则用上方加丹皮、石菖蒲、防风。其中若有双瞳孔者，除依上法内治外，再参以手术治疗。

若暴盲（视网膜脱离）者，则用上主方加丹皮，并参阅本书关于暴盲的章节。

若眼内出血，宜先服2号止血散（方见137页），并可内服生地、金银花、土茯苓、茜草、元参、丹皮、茺蔚子各15~30克，生石膏、香附、桑叶各12克，枳实6克，甘草3克。

外治法：先做冷敷，24小时后，若血已止，可改成湿热外敷，每日3次，每次15~20分钟（药用生地、红花、忍冬藤，水煎、去渣）；若24小时血不止者，仍内服自制2号止血散，继续冷敷。

（2）凡白睛（巩膜）已破裂：除手术治疗外，需对患者施用抗生素，对于局部刺激症状和血管反应明显的病例，还应全身用激素类药物，如强的松、地塞米松等。该症已属中医"物损真睛"范畴，外治宜用生地及芙蓉叶等量共捣烂，敷于眼胞上，一日后改为酒调七厘散（由血竭、儿茶、乳香、没药、朱砂、元寸、冰片、红花组成）外敷，以助活血化瘀，消肿止痛；同时内服活血解毒汤，药物：土茯苓、金银花、丹皮、元参、归、芎、升麻、防风、三七。诸药共奏活血解毒止痛之功，适用于外伤性眼病（包括交感性眼炎）；加入黄芪又可预防眼珠塌陷。

若炎症已消、眼球塌陷者，宜服黄芪、当归各30克，川芎10克，香附12克，桃仁6克，茺蔚子20克，何首乌30克，桔梗、升麻、防风各3克。

光热眼

本症由于强光（紫外线）照射眼部发生，常见于电焊工，故又称电光性眼炎。

【症状】

双眼接触强烈光热（如电弧光——紫外线）后，初感眩耀眼花，数分钟内失视，旋即复明，双眼异物感。一般2~10小时以后，症状加重，有羞明流泪、疼痛难睁、流清涕等症；甚则白睛水肿，风轮点状剥脱，瞳仁缩小。多在夜间或清晨发作。

【病因病理】

强烈的电光，突然照射双眼，犹如一种风火之气外袭犯目，故可见畏光、流泪等症，实属水不胜火，风火猝然伤目之症。

【治则】

清热活血祛风。

方药：银翘散加减。

金银花、土茯苓、寸冬各30克，连翘、丹皮各24克，当归15克，薄荷10克，生甘草3克。

加减：痛甚者，加蔓荆子、三七参粉。

附 外治法：

（1）外障眼药水（方见134页）点眼，每小时1次，同时用作冷湿敷，效果良好。

（2）新鲜人乳汁点眼，每5~10分钟1次，每次2~3滴，连用5~6次后，改为1~2小时1次。

（3）新鲜牛乳汁（经煮沸消毒）点眼，具体方法同上。

（4）1%地卡因点眼，每次间隔2~3分钟，每次1滴，共用3~4次。适用于疼痛甚者，但不宜多用。

（5）针刺：太阳、合谷、四白。每日针2次，强刺激。针太阳穴，针尖要向眼外角斜刺。

（6）耳针，取肝、眼，每日针1~2次，稍留针，效果良好。

（7）穴位注射，取合谷、睛明、风池。以0.25%~0.5%普鲁卡因做穴位注射，每穴0.5毫升，每日1次。

预防：

（1）宣传本病的防治知识，主动地做好预防工作。

（2）电焊工及协作人员，必须用防护罩或有色防护眼镜，以防紫外线直接照射眼睛，而发为本症。

化学性眼外伤

本症为强酸（如硫酸、盐酸）、强碱（如石灰、碱水）入目引起的疾患。

【症状】

轻者，眼部可有畏光、流泪、充血、水肿，黑睛尚透明或稍混浊。重者，除有上症，并见白睛苍白、坏死，黑睛混浊、肿胀，溃疡穿孔，形成风轮疮（角膜溃疡），眼内化脓，终至眼珠萎缩。

因酸、碱性质不同，临证时应注意鉴别：

1.酸性腐蚀伤 眼之组织多凝固性坏死，并在坏死部位形成痂皮，坏死组织易于脱落，伤处无显著扩大，受伤后继发感染较少，预后较好。

2.碱性腐蚀伤 损伤时间呈持续性，伤处逐渐向深处扩大，甚而坏死。病初多首先引起白睛高度水肿、坏死、化脓。黑睛上皮脱落、混浊，甚至溃疡穿孔，形成各种风轮疮证，亦可有攀睛、血翳包睛等症，或黄仁干缺被渗出物遮盖，亦有终而酿成青光眼、眼球萎缩者。但在临症时，以肉轮与白睛粘连、眼球干燥等后遗症较为多见。

【病因病理】

酸性收敛，故伤眼后多凝固不散，所以虽表面之伤处易于发生坏死、结痂，但不易进入深层，久之而伤痂可以脱落，其预后多较碱性伤者好。

碱性扩散，故伤后易向深层进展而扩大，所以多先水肿，继而组织坏死、化脓，甚而溃疡穿孔或发生肉轮与气轮粘连等证。

【治则】

清热解毒，活血散瘀。

方药：内障症主方合银翘散加减。

土茯苓60克，金银花30克，连翘24克，丹皮、西滑石各15克，茺蔚子、制香附各12克，生甘草3克。

加减：痛甚者，加白芷、三七参粉。黄仁粘连者，加桃仁、川贝、当归、川芎。有翳者（云翳、血翳包睛等），加蝉蜕、升麻、木贼、白蒺藜。气轮肿胀者，加生石膏、西滑石、升麻、白芷。风轮疮者（角膜溃疡、穿孔），减香附、滑石，加生地、元参、黄柏、田三七。肉轮、白睛粘连者，加桃仁、川贝、升麻、白芷；必要时，可配合手术剥离。已成绿风内障者，可参阅绿风内障治法并加重活血、解毒药物。眼球瘪（萎缩）者，加当归、黄芪、防风、鸡血藤。

附 外治法：

1.早期急救处理 凡酸、碱误入眼内，应立即冲洗眼内（结膜囊）。可用附近任何可以利用的清水，如有条件的最好用生理盐水冲洗，直至酸碱物质全部被冲净为止。或立即将面部浸入清水盆内，拉开眼睑，摆动头部，将眼内酸、碱彻底洗掉。

2.进一步治疗　①继续做眼内冲洗，此时应用中和溶液（酸性伤用2%~3%碳酸氢钠溶液；碱性伤用2%~3%硼酸溶液）充分冲洗眼内，如白睛及黑睛表面有固体颗粒时，需将其清除干净。②中和注射法，经早期急救处理及继续做眼内冲洗后，应立即在白睛表层下，中和注射，以减少对深部组织的损害。酸性腐蚀伤用弱碱性注射剂，如5%磺胺嘧啶钠1~2毫升。碱性腐蚀伤用弱酸性注射剂，如维生素C 200~250毫克。重伤者，在第一次注射液大部分吸收后，可再注射一次，一般可注射2~3次。③局部点抗生素眼药水或眼膏。亦可用黄连适量，水煎去渣，滤净后加入人乳、蜂蜜（蜂蜜加水少许，煮沸，除去上面漂浮的垢沫和下面的沉垢，只用中间的清净蜜）点眼，日3~4次，再包敷患眼，以防感染。

烧伤

烧伤（也称烫伤、灼伤）即铁水、火焰、沸水、滚油、蒸气等高温引起的眼部损伤（电光、强酸、碱等引起的眼伤亦可算烧伤，前已论述）。

【症状】

1.肉轮（眼睑）烧伤　轻者，皮肤红肿疼痛。重者，眼皮水肿起疱，或水疱自行破裂，或组织烧焦变色而坏死。有的伤口有大量渗出物，甚则继发感染。若烧伤涉及血轮，在内眦部位，则多引起流泪症。若烧伤面积广泛，可形成睑外（内）翻，眼闭合不全，或肉轮（眼睑）与眼球粘连等。

2.眼球烧伤（主要指黑睛白睛）　轻者白睛充血、水肿；黑睛上皮呈乳白色混浊、畏光流泪、疼痛、眼皮痉挛等。重者白睛伤口外周呈现水肿，甚则白睛、黑睛苍白甚至坏死，或黑睛、白睛上皮脱落，形成深度溃疡和穿孔，组织坏死，血管破坏，引起继发感染和导致睑球粘连或睑外翻等症。其中亦有黑睛遗留永久性白斑者。如果熔融金属飞溅入眼内，伤口处常能见到有金属异物附着，伤口一般呈灰白色，边界清楚。

【病因病理】

由于高温灼伤眼部，致使气滞血瘀，经络不通，甚至热毒内陷，损伤眼内各组织，引起以上诸症。

【治法】

首先清除气轮、血轮、风轮等处异物和坏死组织，并分别各轮伤情，内、外合治。

1.肉轮内外施治法

（1）眼皮红肿、疼痛者，内服生地、元参、金银花，丹皮、寸冬、黄连、甘草、地骨皮。外治：可选用太乙膏（方见135）外敷。

（2）眼皮水肿起疱如同湿疹或水疱破裂甚或创面感染化脓者，内服当归、金银花、丹皮、黄连、黄芩、生苡仁、滑石、地骨皮、公英。

外治：轻者，可选用獾油、清凉油、烧伤油剂、虎杖水剂、三黄洗剂（方见135~136页），或用紫草油制剂（方见136页）加入大黄、黄连、黄柏粉包扎创面，亦可选用地骨皮、地肤子、黄芩、黄柏、白鲜皮、苍术、甘草水煎冷湿敷；重者，因其中有组织坏死，则选用黄连解毒膏、东方一号、复方生肌膏（方见136页）进行包扎，以促坏死组织脱落，减少疤痕形成，预防睑内翻、外翻等。若有痂下积脓，则须将感染的痂皮除去，并充分引流，仍用黄连解毒膏、复方生肌膏等换药。

（3）若眼皮组织烧焦坏死，伤口有大量渗出物者，内服沙参、元参、寸冬、金银花、公英、黄芩、黄连、地骨皮、田三七参。外治：可选用黄连解毒膏、东方一号、复方生肌膏，以促坏死组织脱落和上皮生长，减少疤痕反应、减少植皮率，缩短疗程。具有换药不痛，焦痂易去，且不出血，基底肉芽新出的优点。且对预防睑内、外翻等都有良好效果。

（4）若涉及血轮而泪道阻塞、溢泪不止者，宜内服丹皮、栀子、香附、桃仁、胆草、桑叶、桔梗。

外治：待炎症消退后，可酌情选用泪道探通术，并可参本书血轮症治法。

（5）若已形成睑内、外翻或睑闭合不全、睑球粘连者，内服丹皮、地骨皮、生蒲黄、桃仁、香附等。

外治：可待炎症消除后，酌情施行睑板切除术，或考虑相应的手术方法去矫正，如眦部缝合术、睑裂缝合术等方法。

治疗上病，据临床病情可在结膜囊内涂入多量眼膏，并常用玻璃棒分离结膜囊，或用亲水接触镜（软性镜）片以防睑球粘连。在必要的情况下，可及早使用表皮移植术，加以修补。

同时，对外伤各症施治，均当参考化学性眼外伤治法。

若因长期烧锅炉、做炊事、热处理或加热工作者，使肉轮长期遭受高热之熏灼，导致肉轮充血，由淡红色逐渐变成紫褐色，最后成为色素沉着"网状红斑"（古称"火斑疮"，现名"火激红斑"），一般多无自觉症状，严重者可有烧灼感。治法：①甘草60克，煎水冷湿敷。②三黄洗剂（方见136页），外搽，勿令入目，每日先外敷后搽，交替轮换，至愈为度（面部患此症，治法依然）。

2.眼球烧伤内外施治法　一般局部滴抗生素眼药水，涂大量眼膏于结膜囊内加以包扎。或点中药烧伤眼药水及眼药膏（方见136页）。亦可用生三七研冷开水，磨汁点眼。同时，可参照化学等眼外伤（包括上述肉轮烧伤）之治法。亦可应用激素，口服强的松或地塞米松等。若黑白睛有坏死或穿孔时，亦可考虑使用同种异体角巩膜移植术，以修补缺损伤面。

3.若眼球完全损坏或眼眶已损坏者，可转外科医救。

眼外伤小结

1.病理与治则　以上所述五种眼外伤症，以水轮、风轮为重，肉轮为轻。其总的病理特点是均有不同程度的气滞血瘀（电光性眼炎则以风火、血热为主），兼有风毒内陷和眼内出血。故治则主以活血化瘀，兼施祛风散热、解毒凉血与止血等法。且在临床时，要结合患者体质，五症互参用药，方能获得良效。

2.预防　眼外伤治疗较为困难，往可造成触目惊心的严重后果。中医的"未病先防，已病防变"，亦是防治眼外伤的一项迫切的重要措施。应注意以下几点事宜。

（1）遵守操作规程，加强劳动保护。工厂车间的机器、工具，农民的农具，战士的武器，使用时均应注意安全，应定期检修，防止伤人损眼。并广泛深入开展有关预防眼外伤的宣传工作，不断建立健全严密的操作制度。

（2）教师、街道组织、家长等各方面配合协助，加强对学生、儿童的教育，如参加劳动、游戏项目中的安全教育。要教育儿童不要玩弄锐利、有弹伤性的、有爆炸性的物品，如刀剪、弹弓、鞭炮、玻璃、雷管等。

（3）电焊工、火炉工、吹玻璃工，或是雪地、冰川上行走的人，均应戴上含氧化高铁或氧化低铁的蓝色防护眼镜，以防紫外线或红外线伤眼。

（4）磨工、铁工、车工等，工作时应戴用防护眼镜以防异物害目。

（5）对火药、炸药、雷管等爆炸物，应妥善保管，安全使用。干道工程、防空工事、开山取石、兴修水利、打靶比武等，均应遵守操作规程，应特别注意炸药的延期爆炸。

（6）搬运强酸、强碱，应带上防护镜，严格注意安全。动用石灰或喷洒农药时，应顺风操作，以防药物被吹入眼内。工作时严禁用手揉眼。

（7）万一有异物入目，切勿用手揉拭，切忌用火柴梗、铁丝、头发卡等胡乱挑剔，可以让泪水自流，向外冲洗，或立即找医生处理。若化学药物伤目，可立即先行自救或互救，就近利用冷开水、河水、井水等彻底冲洗后，再即赴医院处理。凡眼部已有损伤者，更切忌自己用手挑剔，否则只会加重损伤。

四、其他眼病

（一）流泪症

本病有两种类型，一是见风流泪，二是泪水自流（不包括椒粟疮、火眼等）。

见风流泪

【症状】

见风流泪，无风则无泪，但有的流热泪，有的流冷泪。流热泪者，白珠多有红色。流冷泪者，白珠无红色。年久者多有昏感。

【病因病理】

肝主泪液，内藏相火，开窍于目，"体阴而用阳"。火（阳）衰则液寒，见风（风为阳邪，性疏泄）而冷泪出；火盛则液热，风火相击则热泪出。

【治则】

调和阴阳，祛风止泪。

方药：四物汤加减。

当归15克，川芎10克，菟丝子15克，菊花30克，防风10克，生甘草3克，茺蔚子12克，白蒺藜30克。

方解：当归、川芎、菟丝子补肝肾；菊花、防风、白蒺藜祛风；茺蔚子行滞气；甘草和诸药而健中，合为治疗本病之主方。

加减：流热泪者，加龙胆草、栀子、黄芩；严重者，再加黄柏。流冷泪者，去茺蔚子，加蕤仁、细辛、云苓；严重者，再加肉桂。

泪水自流

【症状】

无风自泪，见风则甚。亦有的流热泪，有的流冷泪。流热泪者白珠多有红色，流冷泪者白珠无红色。年久者视物昏花。

【病因病理】

肝主泣（泪），肾主水，泪水一体，肝肾同源。肾阳虚不能温煦固摄，则冷泪长流；肾阴虚则阳胜而肝火旺，多热泪外溢。本属虚证，卫外力弱，故见风则甚。

【治则】

平补肝肾，固表止泪。

方药：八珍汤加减。

黄芪、当归各15克，川芎10克，菟丝子30克，防风3克，杞子、仙灵脾、云苓各15克，生甘草3克。

方解：黄芪、当归、杞子、菟丝子、仙灵脾平补肝肾；用川芎、防风合上药以祛风固表而止泪；云苓、甘草健中以资肝肾荣养之源，合为治疗本症之主方。

加减：冷泪自流者，加附子、蕤仁肉。热泪自流者，去黄芪换党参，加盐黄柏、炒白芍。

（二）久视涩痛症

涩痛的种类很多，有的久视涩痛，有的不久视亦涩痛，其症状和诊治方法业已散载于五轮各篇中。兹仅将久视涩痛症论述于下。

【症状】

患眼平素无形色可见，亦无任何痛苦，惟看书时久、自感涩痛而昏，有的甚至看一两分钟即昏痛不舒。闭目稍息才能继续再看，但少顷如前。

【病因病理】

目赖血养，得血能视，气血冲和，畅行无阻，视力无恙。一有瘀滞，便不能及时供血荣目，而视力失常。本症由于竭视劳瞻，导致气血虚弱而瘀滞，故久视目涩痛而昏，休息须臾复即可视，而用目片刻，则目之涩痛又作。

【治则】

滋补肝肾，佐以化瘀。

方药：自制内障症主方加减。

黄芪12克，熟地24克，当归30克，川芎10克，茺蔚子20克，香附12克，桃仁10克，防风3克，甘草3克。

方解：按照"痛则不通，通则不痛"的原理，用熟地、当归、川芎，补肝养血以活血；茺蔚子、香附、桃仁，开瘀导滞；黄芪、防风，以鼓舞诸药；甘草健中化源，共成攻补兼施，左右逢源，补血活血，化瘀行滞之效。不仅用于此症取效敏捷，而用于气滞血瘀般痼疾，亦多能立起沉疴。

加减：有热者，加丹皮、女贞子。无热者，加桂枝。眼有涩感而脉弱者，去茺蔚子，加党参、菟丝子。痛甚者，加田三七粉（冲服）。

夜痛者，属阴，用上方加巴戟天、夏枯草等。

昼痛者，属阳，用上方加丹皮、黄连、黄柏等。

（三）目闪红光

【症状】

五轮与常人无异，惟自视眼前有红光闪动，或时隐时现，或累月经年不愈，此时尚不妨碍视力。若至红光如火，势同闪电时，则会损及视力，转向恶化。多伴有心烦懊侬，脉多细数，舌白或绛、无苔或少苔。

【病因病理】

心主火，肾主水，坎离相交，水火相济，则火不妄动，水不泛滥而少阴无病。若肾阴亏损，水不济火，火不下降而飘动于黄睛之前，则患者必有红光耀目，时隐时现之幻觉。

心为君火，肝藏相火，心火浮游日久则相火也随之妄动，故目前闪光，累月经年而不愈；甚则出现红光如火，势同闪电之幻觉。水不济火，心神不宁，故心烦懊侬。其脉、舌均为肾阴亏虚不能济火之象征。

【治则】

壮水之主，以制阳光。

方药：黄连阿胶鸡子黄汤加减。

党参10克，元参、大熟地各30克，黄连9克，生白芍、阿胶、五味子各6克，生甘草3克。

方解：用熟地、阿胶补其不足之肾阴，黄连、白芍泻其有余之心阳（火），以党参协连、芍上抑心火，助地、胶下滋肾阴；复用元参、五味子滋肾水以敛之。合而滋阴降火双管齐下，使水升火降而闪光自愈。

加减：目闪红光已进入经年不愈时，可加黄柏以泻相火，加鸡子黄、菟丝子阴阳两顾。并宜酌加紫石英温暖下元以反佐之，取其同气相求而引心火下降于肾。

本方的药物组成，要在灵活变通，切勿胶柱鼓瑟。如目微闪红光，且为时不久，可将黄连换栀子。若红光如火，势同闪电时，宜将熟地改为生地，再加丹皮、黄芩、石决明以增强清火之力。

煎法：先将参、地、芍、连、五味子、甘草等水煎去渣滤汁，纳入阿胶烊化后，待稍冷再将鸡子黄加入，搅匀趁温服。

（四）白珠青蓝

【症状】

目之白睛色变青蓝，脉多弦数，口干苦，或有耳鸣目眩。

【病因病理】

"西方白色入通于肺"（白珠属肺），东方青色入通于肝，肝"色为苍"。若肝郁化火，火犯于肺，则白珠色现青蓝（木火刑金）。其色偏蓝者病轻，其色偏青者，来势急骤，病重。脉弦口干苦等均为肝郁化火刑金之象。

【治则】

疏肝清热补肺。

方药：丹栀逍遥散加减。

黄芪、党参各15克，香附12克，桃仁10克，茺蔚子15克，丹皮20克，当归12克，胆草10克，甘草3克。

方解：肝以血为体，以气为用。血宜充盈、气宜条达，气滞则郁而化火，故用香附、桃仁、茺蔚子、丹皮、胆草，疏肝以清火；且木火刑金原由肺气之虚也，故用参、芪补肺金以制肝木之火，郁解火熄则病愈。

若该病来势急骤，其色偏青则为急症、重症；其治法可把丹栀逍遥散改为龙胆泻肝汤加减。

（五）性交后失明

【症状】

素无眼病，性交后突然失明。伴有畏寒、肢冷、脉沉细。

【病因病理】

多因肾元素虚，或大病后气血不足，复嗜欲无穷，导致肾元骤亏，故目失明；寒邪乘虚侵入少阴，则肢冷，畏寒、腹痛。

【治则】

温肾元，祛寒邪。

方药：麻黄附子细辛汤加减。

黄芪、麻黄、附子各10克，细辛3克；熟地、菟丝子各30克，小茴香、生甘草各3克。

方解：熟地、菟丝子补肾阴；附子、小茴香助肾阳，温下元；麻黄、细辛祛寒邪；黄芪、甘草以助诸药之力。

加减：系大病后者，加当归、川芎、党参。恶寒甚者，加荆芥。

（六）惊震后目不合

【症状】

人受惊恐之后，目张不能瞑，百计使之合眼不可得。

【病因病理】

上眼皮属脾，脾升清而主开；下眼皮属胃，胃降浊而主合。其升降开合之机能来源于肾（肾司开阖），而关于肝（肝主筋而藏血）。"恐伤肾"，"惊则气乱"，气乱则升降不能自如，肾伤则开阖功能失常。因肝肾同源，母伤则子损，导致气血不能荣目，故惊震后目不能合。

【治则】

补肾疏肝镇惊。

方药：惊震镇肝丸加减。

熟地24克，石决明、钩丁、菊花各30克，当归12克，川芎、党参各10克，生山药15克，茺蔚子12克，黄芩10克。

方解：石决明、钩丁、菊花镇静除惊；当归、川芎、茺蔚子补血疏肝；生山药补脾。胃主合，以凉为降，以降为和，和则合，故用黄芩凉降之。"恐则气下"，故用党参以升之，用熟地补肾以资开阖之源。合为补肾疏肝镇惊之剂。

加减：如心悸者，加柏子仁、枣仁。大便干结者，加大黄。有外感者，加防风。食欲不振者，加云苓、麦芽。如系小儿有惊呼声者，加蝉蜕、甘草。

终则用杞菊地黄丸以善其后。

（七）眼眶眉骨痛

【症状】

初起颜面不舒，上眼眶内深部疼痛，多在内侧。以指按眶内深部则疼痛剧烈，可伴有半边头痛或后部头痛。重者可有恶心、呕吐。有的上午犯病，见光则重。有的午后发作。有的昼夜痛而不能睁，甚至涉及头部。舌多淡润，脉多浮缓。

【病因病理】

多由太阴经素有湿痰，复感风邪，痰随风动上冲眉骨，风痰阻塞经脉，导致气血不能畅行，故眉棱骨处作痛。舌淡润，脉浮缓，呕恶，均为风邪湿痰阻滞之象。

【治则】

祛风化痰通络。

方药：半夏天麻白术汤加减。

天麻、半夏各10克，白芷12克，川羌、陈皮各10克，云苓20克，郁金12克，防风6克，生姜3片。

方解：半夏、生姜温中燥湿化痰；天麻、白芷、川羌、防风祛风胜湿通络；云苓补心脾通行水；郁金破痰结，行滞气；陈皮协半夏降逆气，同云苓导湿下行。故治此症效果良好。

加减：有热者去生姜，加大白、胆南星。呕甚者，去川羌，加赭石。纳差者，加白术、麦芽。伴头后部痛，加吴茱萸。

（八）目眩不识人

【症状】

目眩猝倒后，初扶起而目尚紧闭，继而目睁亦能行动，惟目不识人，即是自己的亲属子女亦不能分辨。多伴有心胸不舒、头晕、纳呆等，脉象濡滑，舌淡、苔白润。

【病因病理】

脾肺素虚，内有宿痰所导滞。盖"脾为生痰之源，肺为贮痰之器"。脾虚不运，则湿聚成痰；肺不肃降，则痰随气升，变幻百端，无处不到。痰聚于心则心失神明，壅于目则眩晕难睁；故猝而晕倒目紧闭，缓则目睁而能视。甚能视而不识人者，乃痰壅心窍，郁结不解也。昔云"怪症多属痰"，诚哉斯言。

【治则】

补脾肺益心气，通络祛痰。

方药：四君子汤加减。

党参、白术各15克，云苓20克，附子6克，石菖蒲15克，郁金12克，橘络15克，远志6克，南星、半夏、白芥子各10克。

方解：方用参、术、云苓补脾肺以益心气，加附子破围（心包）而直入心窍，更佐菖蒲、郁金、橘络、远志化痰通络，以助附子率群药立达病所，以南星、半夏、白芥子豁除宿痰，则痰消目渐识人。

加减法：有热者，去附子、远志，加竹沥、旋覆花、前胡。气虚甚者，加黄芪。

（九）目现蓝雾、目闪白光

【症状】

患者自视有蓝色烟雾，或白色光圈闪动影响视力；脉缓，舌质淡、苔白润。

【病因病理】

瞳神属肾，肾水由阳主宰。心肾脾阳衰弱，则水邪泛滥，上犯清窍，飘于黄睛之前（黄睛之义详见视物变形一节），则自视目中雾气茫茫。其烟雾之色呈蓝者，乃水邪与肝色相并所使然。其目中呈现白光闪动者，乃水邪极盛、肺失肃降之现象。若病情进一步恶化，水邪蒙蔽黄睛，则目内一片黑暗而失明。其脉缓，舌淡、苔白，均系阳虚之象。

【治则】

补阳制水，温通目络。

方药：真武汤加桂枝主之。

制附子6~12克，白芍9克，生姜6克，炒白术15克，茯苓24克，桂枝9~12克，炙甘草3克。

方解：方中桂枝温通心阳开经络，生姜、白术、炙甘草、茯苓健脾利水，芍药敛阴，附子培补肾阳以制水。肾阳旺则水邪自伏，心阳通则雾气消散而病愈。

加减：闪光甚者，加紫石英、肉桂，将桂枝加量，减去白芍。便溏者，去白芍，加破故纸、吴茱萸。

（十）目眩不敢睁

本病包括内耳性眩晕、脑动脉硬化、高血压、贫血、神经衰弱及脑部疾患等所致的目眩，闭目即缓解，重者开目即感如同天运地转，甚至出现昏迷欲仆等症。每次发病，持续时间数分钟、数小时或数天不等。该症很复杂，但总的致病因素，还是张景岳所说的"无虚不作眩"的原理。今择其临症常见者，概括地归纳为以下三种类型来叙述。

肝阳上亢型

【症状】

目眩头晕，来势急骤，如坐车船，闭目则缓解。常伴有烦躁、易怒、面红、耳鸣、口苦、恶心、呕吐等症，舌质红或绛、苔白黄干，脉弦数。

【病因病理】

多由烦劳或恼怒引起肝阴不足，阳亢风动，上扰颠顶。阳性动，风性急，风阳激荡，故来势急而头晕目眩、面红、耳鸣。闭目安静以养阴，故眩晕能缓解。阳盛火动扰及心神则烦躁少眠。肝阳横克脾胃则恶心或呕吐。口苦，舌红、苔白黄干，是火旺之兆。脉弦数为阳亢之象。

【治则】

宜平肝潜阳，清火熄风。

方药：天麻钩藤饮加减。

天麻10克，钩丁、石决明、生地、生首乌各30克，龙胆草10克，菊花30克，茺蔚子15克，甘草3克。

方解：据《素问·至真要大论》"诸风掉眩，皆属于肝"之说，故用天麻、钩丁、石决明、菊花平肝熄风潜阳，茺蔚子疏肝气，生首乌补肝阴，胆草泄肝火，甘草缓肝之急。然究其病本在于肾阴虚，故更用地黄以补其源。

加减：肝虚甚者，加当归、女贞子；头晕重者，加珍珠母、紫贝齿；头目痛甚、舌苔黄燥者，加生石膏、丹皮、夏枯草；伴有呕吐者，加竹茹、杷叶、代赭石；有耳鸣者，加生白芍、生赭石；若舌有瘀点，脉沉实有力者，加香附、丹皮。

痰浊中阻型

【症状】

头重目眩如天运地转，时欲闭目，多伴有胸脘痞闷、欲呕、纳差、多寐、便溏等，舌淡，苔腻，脉多濡滑。

【病因病理】

多由嗜食生冷，恣食肥甘，损伤中土，导致脾虚不运，湿聚成痰，随气升降；上行头目，阻蔽清阳，则头晕目眩；痰盛风动，则天运地转，故欲闭目不敢睁；停滞中焦故胸痞、欲呕、纳差；注于下则便溏。总之以上诸症和脉、舌之象，均为脾虚、湿痰所形成。所以《金匮要略·痰饮咳嗽病脉症并治》曰"心下有痰饮，胸胁支满，目眩"，《丹溪心法》曰"无痰则不作眩"，而《景岳全书》有"无虚不作眩"之说。

【治则】

健脾固本，化湿祛痰。

方药：半夏白术天麻汤加减。

苍术、白术、半夏、天麻、陈皮、猪苓、桂枝各10克，钩丁、菊花各30克，云苓20克，生姜3片。

方解：痰为阴邪，非阳不化，"……当以温药和之"，故用苍术、白术、桂枝、半夏、生姜、陈皮、猪苓、茯苓健脾固本，通阳燥湿；用天麻、钩丁、菊花平熄内风。共奏标本兼顾之效。

加减：本方以治脾虚为主。若脾虚甚者，再加党参；兼头痛者，加蔓荆子；胸闷不食，加白蔻仁；耳鸣加生葱白、石菖蒲。

若兼心烦口苦、舌苔黄、脉数滑者，是痰浊化火，勿用上方！宜改为黄连温胆汤加菊花、钩丁、泽泻。

气血亏虚型

【症状】

头晕目眩，久视昏花，起立加剧，动欲跌仆，或者晕倒，多兼面色苍白，心悸气短，神疲懒言，或食欲不振等。舌质多淡，脉细弱。

【病因病理】

心主血脉，脾生气血。思虑劳倦过度，心脾受伤，或大病之后，致使气血亏虚，则脑失所养而头晕目眩，久视昏花；气血不能灌溉充沛形体，则心悸气短，神疲面色苍白，有时欲仆倒地。舌淡脉细弱，亦是气血亏虚，不能充盈所使然。

【治则】

益心脾，补气血。

方药：归脾汤加减。

黄芪18克，党参15克，龙眼肉20克，枣仁15克，白术、当归各12克，云苓20克，陈皮10克，甘草3克。

方解：方义见归脾汤，而又加行气之陈皮者，乃恐虚久补而壅滞也。

加减：偏于形寒肢冷者，加肉桂、干姜。若系出血过多或产后兼见汗出肢冷者，上方力弱效缓，可暂不用；而宜急投回阳"参附龙牡汤"加山萸肉、青蒿等以救脱。病情好转后，再按前方治疗。

（十一）目内生虫

【症状】

眼内眦或白睛处不定时地作痒。有时可见到白色蛆样细小虫体爬出蠕动（有时似寸白虫），特别在春夏季节刮风时最易出现。日久失治，可见风轮生疮，甚者双目失明。

【病因病理】

嗜食肥甘，湿热蕴结，郁久则可生虫；湿热上蒸，渍淫目窍，则虫行于目；或于春夏季节，蝇蛆通过苍蝇与眼部接触而繁殖于目，其虫均可隐藏眼内泪道等处，时遇温暖则虫动而作痒。虫乘春夏风阳引动则外出，故在夏季该症最为多见。

此虫切勿轻视，久而久之，虫毒侵入风轮则生疮疡，进入眼内深部可致失明。

【治则】

清湿热以灭虫。

方药：追虫丸加减（改为汤剂）。

石榴皮、南瓜子各30克，茵陈20克，大白10克，黄连6~10克，滑石15克，白薇10克，芜荑6克，生雷丸粉3克（外包冲服）。

方解：石榴皮、南瓜子、大白、芜荑、生雷丸为杀虫要药，配茵陈、黄连、滑石、白薇清热去湿，以除生虫之源。

加减：便干，加大黄。胸痞纳差，加川朴、陈皮。热甚，加黄芩。心火旺，加栀子；风轮成疮者，加田三七粉、金银花。进入目内深部者，重用雷丸。

附 外治法：

滴2%可卡因于结膜囊内，使蛆虫不能移动，然后取出。

附 眼科常用方药

1.自制肉轮主方 茯苓30克，丹皮24克，黄连10克、黄芩10克、西滑石24克、川芎、薄荷各10克。

2.自制血轮主方 淡竹叶30克，丹皮24克，栀子、陈皮各10克，荆芥穗12克，茺蔚子18克。

3.自制气轮主方 生石膏30克，西滑石、桑白皮、茺蔚子各12克，山栀子10克，霜桑叶30克，牡丹皮24克。

4.自制风轮主方 元参40克，黄柏10克，金银花30克，茺蔚子15克，三七参（外包冲服）1.5克，生甘草3克。

5.自制内障症主方 黄芪12克，当归30克，川芎10克，茺蔚子15克，香附12克，桃仁10克，生甘草3克。

有热者，加川贝、桑叶、竹茹。

无热者，加桂枝、防风、生姜。

6.润肝明目汤（自制方） 党参12克，熟地24克，当归30克，川芎9克，香附12克，丹皮15克，茺蔚子15克，杞果12克，生甘草3克。气虚者，加黄芪。

7.活血解毒汤（自制方） 土茯苓30~90克，金银花、元参各30克，丹皮、当归各15~80克，川芎6克，升麻、防风各3克，三七参粉（冲服）2~3克。体弱者，加参、芪。

8.自制沙眼洗剂 透骨草60克，地骨皮、地肤子、白蒺藜各30克，石菖蒲24克，秦皮、黄柏、当归各15克，黄连10克。

制法：将上方药共入凉水，煎沸去渣（烂眼者，再加枯矾1.5克），闭目洗眼，一日数次，一剂洗3天。

主治：沙眼，亦可用于烂眼、角膜干燥症。

9.自制张氏白内障眼膏 石菖蒲15克，透骨草、白芥子各30克，冰片少许。

制法：将前三味药煎熬，提纯，加入冰片，入瓶备用。外点患眼。

主治：圆翳内障，若已成熟者无效。

10.硼酸洗眼剂 硼酸2克，蒸馏水加至100毫升。

制法：取硼酸溶于适量蒸馏水中，再加至100毫升即可。

功用：冲洗眼内浊垢及异物。

11.黄连素眼药水　黄连3克，桑叶、菊花各10克。

制法：三种药煎成约半小碗浓汁，过滤后即可点眼。

主治：火眼。

12.唐氏涂睑膏　天花粉、天南星、生地、公英各等量，冰片少许，醋、液体石蜡。

制法：将生地、天南星焙干，与花粉、公英共为细末，加入冰片，用醋调成膏，再入少量石蜡油，装瓶封口，高压消毒，置阴凉处待用。用时外敷患处，勿令入目。

主治：麦粒肿、霰粒肿（痰核）、火疖。

13.自制涂睑膏　紫荆皮15克，公英、生南星各30克，花粉10克，皂刺6克，透骨草30克，三七参粉3克。

制法：上药共为极细末，入瓶，临用时米醋调成膏，涂于患眼皮外（勿令入眼），纱布敷盖，日夜各一次，以愈为度；上药亦可用米醋调成膏后入瓶，放笼内蒸40分钟，再加白凡士林适量调成膏，用法如上。

主治：麦粒肿，霰粒肿（痰核）、疖。

14.自制消肿膏　紫草15克，川黄连5克，升麻、丹皮各3克，紫荆皮、当归各6克，儿茶、元明粉、三七参粉各1.5克。

制法：上药共为极细粉，用凡士林45克调成软膏，外敷眦漏外部肿核处，勿令入目。

主治：眼漏。

15.自制外障效验膏　薄荷150克，菊花、白芷、天南星各300克，金银花、公英各600克，儿茶、黄柏各100克，川椒30克。

制法：先以凉水将药滤洗，然后用绸布包裹，放大砂锅内，加凉水（以水漫过药包为适量）于锅内，用文武火煎1小时许，将药汤倒出过滤勿用。再加沸水于砂锅内（较上水量多1/3），用武火煎1小时许，取出药包，将上次煎汤复加入砂锅内，用文火熬成稀糊，倒入瓷碗内，待冷却，再加冰片少许，以白凡士林调匀（其稀稠以内点外敷不溢流为度，但初次加凡士林时勿多），装入瓷瓶内备用。用时，肉轮病外涂；血轮、气轮、风轮病内点（外涂亦可）。用量和次数酌情。

主治：本方祛风、清热、泻火、解毒，内点外敷均可，以治外障红肿疮疡。

禁忌：云翳忌用。

16. 槟榔抗青光眼眼药水（即槟榔眼药水）　槟榔片200克，加水1000毫升。

制法：煎45分钟，滤出药液，再加水500毫升，煎30分钟，再滤出药液，将滤液浓缩至200毫升，再加少量三氯叔丁醇以防腐。静置1~2天后，滤去沉渣即可用。亦可加入药液总量2%~4%的甘油，以作稳定，若析出沉渣，可过滤后再使用。

用法：用于急性充血性青光眼时，每5分钟点眼一次，共6次，随后半小时一次，共3次。当眼压降至正常后，渐减点药次数，但应以维持正常眼压（14~20毫米汞柱）为原则（对于慢性充血性青光眼，点用此药治疗时，亦依此原则）。

17. 化铁丹眼药水　雄鸡化骨（脾脏）、乌梅各3个，杏仁7个，川椒（炒）9克，砂仁（炒）3克，风火硝、胆矾各9克，青盐、真铜绿（或古铜钱1枚）各3克，新绣花针3支。

制法：将以上各药用绢袋包裹，入瓷瓶内，以蒸馏水1斤浸之，将瓶口封固。浸7日，以铁化为标志，过滤2次，消毒后备用。

主治：沙眼。

按：因上药原液其酸碱度为2.2，点眼后有刺激，经研究，配制硼酸缓冲液作为缓冲剂，酸碱度调整到7.6，点眼后就没有刺激。

附　硼酸缓冲剂：硼酸0.2克，溶成90毫升；硼砂0.05克，溶成110毫升；氯化钠0.4克，共加水到1000毫升。配制法：1份纯化铁丹眼药水加入4份硼酸缓冲液。

18. 黄连西瓜霜眼药水　硫酸黄连素0.05克（或生药黄连煎汁，每100毫升中含黄连5克），西瓜霜0.5克（或皮硝0.5克），硼砂0.02克，蒸馏水10毫升。

制法：将药物放入蒸馏水中，加热后过滤即可（如用生药黄连，需煎成浓汁，再和各药混合，并加入适量蒸馏水，加热后冷却过滤）。

主治：沙眼。

19. 外障眼药水　黄连15克，风化硝6克，硼砂0.3克，红花1.5克，冰片少许，清水3斤。

制法：上药（除冰片）水煎30分钟，过滤后加入冰片和防腐剂。

主治：烂眼皮，电光性眼炎。

20.自制1号止血散　三七参6克，白及3克，冰片少许。

制法：将三七、白及共研极细粉，再加入冰片少许略研，装入瓶内密闭待用。临用时以凉开水浸润消毒棉蘸止血散少许塞患处，闭目包扎，待2小时许取出。若手术前，三七参粉加凉水，用白及将三七参粉研成稀液，以消毒棉蘸液塞患处更佳。

功用：止血。

21.自制拨云散　樟冰（无樟冰则樟脑亦可）5克，川椒30克，乌贼骨粉20克。

制法：将乌贼骨和樟冰研成极细粉。在2月或8月间把川椒洗净，用绸布包双层，放砂锅内煎2小时许，将花椒去掉，再继续煎汁至稠糊状，取出冷却，用绸布包裹两层阴干，亦研成极细粉。上三药粉再共研匀，装入瓷瓶密封，用点眼棒蘸水沾药粉少许点眼，日夜各1次。

如系翳膜甚厚者，再加入人指甲粉3克（剪50岁以上健康男人手指甲，用碱水洗净，放新瓦上，文火焙枯黄，研成极细粉）与上药面调匀，临用时用人乳汁蘸药面少许，日3次。

注意：该拨云散内切勿加入冰片。

主治：云翳通用（白斑无效；有炎症者忌）。

22.太乙膏　元参、白芷、当归身、肉桂、赤芍、大黄、生地黄、土木鳖各60克，阿魏、没药各9克，血余30克，乳香15克，东丹1200克，麻油2500克，柳枝、槐枝各100段。除东丹外，将各药入麻油煎，熬至药枯，滤去渣滓，再加入东丹，充分搅匀成膏。

功用：消肿清火，解毒生肌。

23.清凉油（清凉膏）　方用生石灰、香油。用生石灰半斤加水2斤，将石灰与水搅混，待澄清后取其上清液与香油等混合，慢慢搅动，使水油交融、充分皂化。每天外涂创面1~2次（勿入目内）。

24.獾油　每日涂创面3~5次，有滋润止痛、保护创面的作用。

25.烧伤油剂　用虎杖65%，土黄连15%，苦参、地榆各10%，冰片适量，香油200毫升。将药放油内煎至褐色。过滤去渣，加冰片、蜂蜡熔化，直接涂于创面。

26.虎杖水剂　虎杖50%，黄连、金银花各25%。将虎杖洗净放锅内加3倍水，煮沸30分钟，再将黄连、金银花加入，加3倍水煮沸30分钟，过滤，加防腐剂苯甲酸，以盐水瓶装后高压消毒。每半小时薄涂创面一次。

27.三黄洗剂　大黄、黄芩、黄柏、苦参各等量，共研细末。上药粉10克，加蒸馏水100毫升，医用石炭酸1毫升，外搽。

功用与适应证：清热消炎，止痒收敛。主治湿疹、毛囊炎、药物性皮炎。

28.紫草油制剂　方用紫草、白芷、生地榆、忍冬藤各30克，黄蜡15克，冰片1.5克，香油500毫升。先将香油文火加热，再加入紫草、白芷、忍冬藤，煎枯去渣，加黄蜡、冰片搅匀即成。抗感染可加大黄、黄连、黄柏等。摊于纱布上或制成油纱布敷创面。

29.黄连解毒膏　大黄、黄柏、地榆炭各180克，生地、当归、金银花、白蔹、旱莲草各120克，黄连90克，紫草、乳香、没药、白芷、川芎、五倍子、胡黄连、赤芍、桃仁、黄芩、升麻各60克，木鳖子、红花各30克，荔枝草（又称蛤蟆棵）适量，黄白蜡6斤，麻油25斤。

上述各药除紫草、金银花、红花后下外，余药放麻油内先泡2天，再用文火煎熬，见白芷呈褐色为度，过滤去渣，加蜡收膏，做成油纱布包扎。

30.东方一号　苍术、黄柏、防己、木瓜、生地榆、元胡、郁金各30克，白及（切）60克，冰片（待冷后加）3克，煅石膏、炉甘石（均研细粉）各240克，麻油2斤。前8味加麻油内，熬至褐色为止，过滤去渣，取净油，然后与炉甘石、石膏粉、冰片粉调匀，直接涂于创面；或取滤净油熬至滴水成珠时，再加石膏、炉甘石粉，加热无浮油，约2小时左右，成半固体膏状即停火，待温后再加入冰片粉搅匀。将药膏薄涂于不吸水的白纸上包扎。

31.复方生肌膏　热石膏70%，炉甘石粉20%，松香10%，麻油和凡士林各适量。将上药研极细末，加适量麻油调成糊状。再加凡士林至所需量（麻油与凡士林同药粉之比为7：3）。采用半暴露或包扎疗法，每日或间日换药一次。

32.烧伤眼药水及膏　虎杖1斤，地榆60克，金银花、十大功劳叶各30克，加水煎至1000毫升，反复过滤，再加尼泊金防腐，将pH调到4.5~5.5，灭菌，即成眼药水。将上述眼药水1000毫升浓缩成浸膏，再加白凡士林50%~60%搅拌，后加冰片0.5克灭菌，即得眼膏。有消炎、退肿、行瘀止痛作用。治疗眼烧灼伤，每日滴（或涂）眼数次。

33.苍耳子虫浸液 取新鲜之苍耳子虫若干，浸于蓖麻油内，加入适量之朱砂（以色红为度）与之混合，虫浸油内须7天以上。用时取浸过油内之苍耳子虫一条，敷于疔疮上，外贴膏药，每日换药一次。

主治：眼睑疔疮。

34.治眼内出血主方（自制方） 茜草、桑叶各30克，丹皮24克，香附、茺蔚子各12克，生石膏15克，枳实6克，生甘草3克，三七参粉（冲服）3克，血余炭9克。

35.自制2号止血散 荆芥炭、乌贼骨粉、白及粉各6克，三七参粉9克，当归头（晒干研粉）1克。

制法：上药调匀为散，瓶装备用。

用法：每日3次，每次1.5克，开水送下。

36.自制眼内止血明目方 菟丝子、霜桑叶各30克，生荷叶、生茜草各15克，石菖蒲18克，当归12克，淡竹叶、升麻、防风各3克，三七参粉（冲服）1.5克，甘草3克。

37.自制挛筋方 生地、丹皮各24克，川牛膝15克，桃仁、黄柏、竹叶各10克，三七参粉（冲服）2克。

体虚者，去桃仁，加当归、麦冬各30克，甘草10克。

忆恩师张望之先生

河南中医药大学 吕海江

恩师张望之先生，字慎言，副教授，主任中医师，硕士研究生导师，河南省中医药学会眼科分会主任委员，系河南省名老中医之一。

张老出生于河南省濮阳市清丰县张林子村，1923年考入直隶省立第七师范学校，1926年毕业后返乡任教，并兼习中医，1930年拜濮县（现濮阳范县）名医赵化龙为师学习中医经典并随诊临证，1952年参加联合诊所，并任清丰县元塔二区卫生协会主任。1955年赴河南省开封市进修深造，结业后被组织上分配到河南省郑州市纺织管理局医院工作，即现在的郑州市中心医院。1958年河南中医学院建立，作为首批教师调入我校成为建校元老，首任伤寒温病教研室主任，教授伤寒课程，深受学生欢迎。后来学校开设中医眼科，因无专职教师人员，张老遂改授眼科，自1962年至1981年一直担任河南中医学院眼喉科教研室主任，兼河南中医学院附属医院（现在的第一附属医院）眼科主任。

"文革"结束后，1978年全国教育战线评晋职称，斯时我校教授职称名额仅有8名，恩师即入其中，名副其实，同年又被遴选为硕士研究生导师，可见其学术地位之高。翌年被河南省人事厅和卫生厅评聘为主任中医师，一直工作至1985年。

先生仙逝虽已三十余载，但他的音容笑貌时刻萦绕心间，犹如昨日令人难忘。我也经常对学生们说，我能有今天的成就，是与先生的教诲密不可分。今适逢河南中医药大学建校60周年，我把恩师的学术思想和经验以及对我的人生影响挂一漏万地写出来，以谢师恩！

　　1978年我校为了抢救名老中医学术经验，故为当时的八名老教授配备助手，要求跟师学习数年，把老师们的学术经验整理出版。我当时在眼科教研室从事教学和临床工作，有幸首先被组织和老师选中，名列门下，作为关门弟子随师侍诊左右。斯时上午看病，下午整理病案，晚上到老师家中聆听教诲，并按恩师的要求，把他老人家所开列的书目阅读后的心得进行汇报。几年来先后学习了《清代名医医案精华》《脾胃论》《冷庐医话·医鉴》《古今医案按》《临证指南》及《叶案存真》等，尤其是老师强调需要反复阅读的柯韵伯《伤寒来苏集》和尤在泾的《伤寒贯珠集》及《金匮要略心典》。老师认为仲景之六经为百病立法，将治法分为正治法、明辨法、权变法、杂治法、刺法、清法、下法等，这些教诲一直指导着我这四十多年的临床工作。在恩师的指导下，我与黎子正医师共同将其毕生临床经验总结汇编成册，名为《眼科探骊》，于1982年由河南科学技术出版社出版，在全国眼科界影响颇大。

　　先生治学严谨，对己"学而不厌"、"锲而不舍"，对学生"诲人不倦"，要求严格，把自己的全部经验毫无保留地传授给我们。他常说：我的知识是从赵化龙先生那里学来的，你们能把我的东西与你们自己学习的知识结合起来，变成新知识，这就是进步。他还说：在临床中不断总结自己，完善自己，这就是提高，也是科研。先生临床重视辨证，遵法依方，知常达变，在眼科创制五轮主方，按病化裁，统治五轮病证。如白睛疾病，王冰云"肺为华盖，位复居高，……受百脉之朝会也"，老师认为各脏之火邪，皆能循经上冲于肺而致病于白睛，故有"白轮变赤，火乘肺也"，立宣清理燥之法，创立气轮主方：生石膏、西滑石、桑叶、桑皮、山栀子、牡丹皮、茺蔚子，白睛红赤最适宜，虚热去膏、滑，另加麦冬与熟地，疼痛加荆防，瘙痒添蒺藜，疮疡增银花，糜烂地骨皮，湿邪重滑石，眵干加寸冬（麦冬），(色如)胭脂加茜草，生地茅根田三七，口渴天花粉，便秘加中吉（大黄），若为时夏季，白瓤西瓜（西瓜翠衣）可代替。朗朗上口，幽默易记。

再如内障眼病，老师指出：多因久病生郁或郁久生病，切莫拘执肝肾多虚一偏之论。需知肝肾无邪，目绝无病。必究其肝肾果无邪而真虚者，方可投以滋补之剂；若正气虚而邪气有余，必先开郁驱邪，而后气血双补，或攻补兼施，始无助邪害正之弊，此即"非大虚莫补，即补亦当次之"。基于上述之意，先生提出"人身诸病，多生于郁，眼病亦然"，提出情志不畅，气机郁滞，慢性病患者多虚亦多郁，故其治疗原则：宜疏郁导滞为先，而后再补，创立了内障病主方：黄芪、香附、桃红、当归、川芎、茺蔚子、甘草，有热邪者加川贝、桑叶、竹茹，无热者加桂枝、防风、生姜，意在开郁导邪，通窍明目。此方可用十剂左右，待郁解邪达，再投以滋补通络之剂。如患者李某，男，38岁，1981年12月6日初诊，右眼前阴影遮蔽，视直为曲，时轻时重，已有五载，经多家诊治，收效不佳，自料难愈，忧郁不寐，食少纳减，精神倦怠。诊见舌尖有瘀点，苔白滑腻，脉弦。视力右眼0.2，左眼1.0，检眼镜查见右眼黄斑部水肿，有星点状黄白色渗出物，中心凹反光不见。证属病久而郁，兼有痰邪，治用水轮主方合痰郁汤加减：香附15g，茺蔚子15g，桃仁10g，川芎10g，党参10g，当归30g，茯苓30g，陈皮12g，半夏10g，胆南星10g，贝母10g，炙甘草3g，水煎内服。连进6剂，自觉眼前黑影变淡，服至30剂时，阴影全消，视直为曲现象也大有好转。守上方稍作加减，待三个月后，视力提高至1.2。复查眼底，黄斑区中心凹反光已现，尚有黄色点状渗出物未尽吸收。嘱继服明目地黄丸以善其后。

先生创针刺内上迎香穴之手法，推陈出新，在中医眼科独具一格。该穴是先生自己定名，其位在睛明穴上方五分处，针刺时，医者先用左手拇指按住病者患眼侧鼻部梨状窝边缘，右手持特制的长约五寸许消毒长针，从患侧鼻孔靠近鼻中隔缓缓进针，约至鼻骨后方内上迎香穴下，刺入鼻黏膜内深约1.5毫米，稍停针，继而向上刺进，病重者刺过睛明穴水平线上缘，不留针，然后让患者头低下，任其鼻中血向外溢滴，至不再滴血时，令患者用拇指按住另一鼻孔，用力向外擤出淤血块，继用消毒之干棉球塞入鼻孔，预防感染，二三小时后可取出棉球。此法适应于急性实证眼病，诸如眦角炎、麦粒肿、炎性眼睑水肿、重症翼状胬肉、急性泪囊炎、前房积脓以及高血压所致的眼底出血，视网膜中央静脉栓塞和急性充血性青光眼发作期。

恩师在五十余年的临证中，以《伤寒论》指导临床辨证施治，以六经辨别疾患，包括对眼底的配属关联也有其独到之处。如对黄斑区病变的诊治。先生指出:中央黄色入通于脾，故属足太阴经，治疗时酌配益气健脾，淡渗利湿或芳香化湿之品。常收较好疗效。处方用药多在经方中加减变化，选药十味左右，然用量大小有别。先生言:方不宜大，药不能杂，且要药专力宏才行。如对生石膏的运用，少则20克，多则100克甚至量更大，以其煎水（先煎1小时）再煮其他药物；再如香附，先生认为眼底出血证不宜用柴胡类耗伤阴津，而常以醋香附或炒香附，其量在20～30克之间；还有对赤芍的看法，他指出在宋代之前尤其是张仲景时期，本无赤芍白芍之分，统称芍药，只是到了宋代，才有人划分赤白芍药，故此先生处方总是选用白芍。

先生平日很注重养生，常于饭后活动半小时，即使在阴雨或风雪天，也要在室内不停地走动。生活规律，饮食有节，起居有常。所以恩师晚年基本上无病，更没有吃过什么药，包括滋补类，一生只爱饮白开水，每天啜饮频频，日总量约1000毫升以上。另外先生最喜欢红烧五花肉，每天中午必吃一两块，配以小酒三钱左右饮下，年年如此，天天皆然，虽已年过七旬，仍然不舍。询其义，曰：五花肉红烧后，不仅口香，且营养丰富，比单纯的瘦肉好。

1985年春，先生觉得精力不如以前，遂回故土清丰县养老。是年冬月，午饭后休息，一卧未起，平静而去，无疾而终，享年81岁，也算人之幸事，常人不可得矣！

文章精诚著，医脉江河流

黎子正

《眼科探骊》，是中医泰斗张望之老师晚年所著的眼科专著。该书意蕴博大精深，语言简洁平易，堪称明代《审视瑶函》之后，又一部自成体系，独树一帜，既往开新，切于临床的杰出医作。

几年前，有山东一位针灸医生，在网上购得1982年第一版的《眼科探骊》，一本500元钱，超出了当时该书价格的500倍啊！

这位针灸医生及不少中医爱好者，问我如何研究掌握张望之老师的医学思想。我说："汝果欲学诗，功夫在诗外。"即欲把握张望之先生的学术思想，其实可以从他平时对弟子们的日常言行开始。

兹介绍张望之老师对我医学道路影响甚大的几件事。

一、那是一九七五年的冬天，张望之老师在家端坐，对我这个刚刚拜师的弟子说："过去我收的弟子，必须要先背会《内经》《伤寒论》《金匮要略》《神农本草经》。现在，你必须要先背会《伤寒论》。"关键是下面的一句，他严肃地说："凡是没有看过什么病的医生，不管他多有名气，这种名医写的医书，你现在一个字也不要看。""当然，你将来真的出师了，才可以去翻一下。"

为了说明道理，张望之老师紧接着讲了一段他的亲身经历。他说：当年自己在冀鲁豫一带乡镇行医期间，经常会拜读一位江南名医的医文论著。这位名医

142

的医著累累，令张望之老师颇为敬慕，决心去结识一下这位名医。于是，张望之老师遂徒步千里，终于在南方一座城市的胡同里，走到这位名医居家大院的大门口。张望之老师恭问大门口的街坊邻居："请问，平时给人看病的×××先生，是在这里居住吗？"没有想到，这些邻居显得表情茫然，回答说："没有听说有会看病的先生在这里住。"张望之老师一听，当时就怔住了。紧张地思忖：自古良医，必先给自己家人和街坊邻居看病。只有获得家人、邻居认可，才能向外发展。而我从千里之外寻访的这位名医，竟然连街坊邻居都不知道，看来临床水平还是有很多不足。一个医生，如果临床不太好，那他写的医书，也是漂浮在空中，中看不中用的。或者说，对很多初学医者，有误导性。张望之老师在原地踱步，左右思忖再三，决定不见这位名医了。转身返归清丰故里。他挨家挨户，一村一庄，搜罗自己的老师赵化龙的处方。并且在自己家里，闭门不出，认真重新研究自己老师赵化龙的每一个临证处方。这位赵化龙老师，是濮县（现濮阳范县）名医，当年收了张望之老师等九个弟子。凭杰出的临床疗效，享誉冀鲁豫交界一带。自从有了这一经历，张望之老师的医术，一飞冲天，更上高峰。

二、张望之老师闲暇之时，会点评一下自己学生的医术特点。一日，他微笑着对我说："你呀，50岁以后，还可以。"注意，一般情况下，有学徒听老师这个评论，心中会十分沮丧。因为一般弟子从名师学医，起码30岁会出师的。再有个七八年，会成为小名医的。不应该奋斗到50岁仅仅才"还可以"。关键又是下一句。稍停了一会，张望之老师说："我60岁以前，不会看病！"听了这一句，真叫人吃了一惊。按说张望之老师，在而立之年，已是当地的名医。怎么能说自己60岁以前不会看病呢？紧接着，张望之老师又说："我60岁以后，才会看病了。"

我这时明白了。张望之老师是说，大家都说我是中医名家，各种疑难重症都会来找我看。然而，我要是解决不了当代的突出的常见疑难病，比如什么青光眼、白内障、眼底出血、高度近视、视网膜脱离、视神经炎，等等，我就不配称名医，我就应该说我不会看病。噢，这才是大医啊！我算是知道了什么叫作大医和大医精诚的含义了。

从此，我也是从不会说自己会看什么病。张老师榜样在上。

三、关注和学习民间方法。

新中国成立前，在张望之老家一带，有一个叫张老汉的人，他会一种祖传的针刺放血疗法，叫作"针刺内上迎香穴"法。这个"内上迎香穴"在鼻腔里面，针刺该穴位，令流出鼻血，可以治疗控制多种疑难危重眼病，其中急性结膜炎、角膜炎等，完全不在话下。这一奇妙的针法，其早期发明形态，记载于一千七百年前的葛洪《肘后备急方·救卒中恶死方第一》："一方，取葱黄心刺其鼻，男左女右，入七八寸。……若使目中血出，佳。"其发展至明代，臻于成熟。可惜明代之后，精于此针法者极少。而当时会此针法的张老汉，仅凭此针法挣点钱，以养家糊口，秘不外传。

有一日，这位张老汉忽染重病，请张望之老师去诊治。张望之老师对张老汉说："张先生啊，我把你的病治好，请你能教我针刺内上迎香穴的方法。"这位张老汉一口答应。病愈之后，践行诺言，将此一千七百年前的濒于失传的宝贵针法，传以张望之老师。从此，张望之老师在临床治疗方法上，如虎生翼。

更为宝贵的是，这一神奇针法，张望之老师将其写进《眼科探骊》一书。这对挽救、继承、发扬祖国古代医学，做出了极大的贡献。尊重民间，学习民间，回馈民众，救人困厄，造福广大群众，乃是张望之老师的又一突出精神。

很多中医爱好者，问我张望之老师对西医的看法。

首先是自信。张望之老师是按照老子说的："知其白，守其黑，为天下式。"张望之老师乃为一代中医泰斗，内外妇儿，无一不精。他常叹息他的医术无人继承。他独特的眼科理论和临床医术，已经进入到炉火纯青的境界。他多次对我说"我很想去和西医打擂台"，通过打擂，以展示出中医之独特的魅力。

但是同时，张望之老师要求自己的重要弟子，在守住中医的大根大脉的基础上，要积极地去参与学习西医眼科的基础理论和临床。这样，会有利于中医自身的发展。

他经常会赞扬享誉国际的原河南医科大学的西医眼科著名教授张效房："张效房大夫是个水平很高的人。""那个张效房大夫对中医很尊重，很肯定。他每有疑难眼病，会推荐到我这里。"

由此，我才体会到，真正的中国超一流的中医大师和西医专家，他们内心往往是互相肯定的，是互相充分尊重的。

唐代诗圣杜甫，一生不得志，自嘲"名岂文章著，官应老病休"。而张望之老师，有幸在新中国教授弟子，桃李满天下。又欣逢改革开放盛世，他的著作和医学道德实践，互相辉映，给后来医者以无限启迪。如张望之老师的中医成就，中医治病救人的效果"像大海那样就在那里"。一些人整天盲目攻击中医，到头来就如杜圣所说"尔曹身与名俱灭，不废江河万古流"。诚哉斯言！

2019年3月24日于上海